心灵驯兽师

Xinling Xunshoushi

驾驭内心困境的自疗良方

高浩容 著

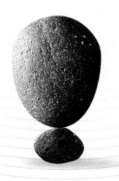

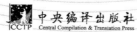

中央编译出版社

ICCTP　Central Compilation & Translation Press

图书在版编目 (CIP) 数据

心灵驯兽师：驾驭内心困境的自疗良方 / 高浩容著 .
—北京：中央编译出版社，2014.11
ISBN 978-7-5117-2108-2

Ⅰ . ①心… Ⅱ . ①高… Ⅲ . ①精神疗法 – 普及读物 Ⅳ . ① R749.055-49

中国版本图书馆 CIP 数据核字（2014）第 064574 号

心灵驯兽师：驾驭内心困境的自疗良方

出 版 人：	刘明清	
出版统筹：	董 巍	
责任编辑：	冯 章	
策 划：	董保军 张天罡	
特约编辑：	于建梅 黄善卓	
版式设计：	汪 华	
出版发行：	中央编译出版社	
地 址：	北京市西城区车公庄大街乙 5 号鸿儒大厦 B 座（100044）	
电 话：	（010）52612345（总编室） （010）52612351（编辑室）	
	（010）52612316（发行部） （010）52612315（网络销售）	
	（010）52612346（馆配部） （010）66509618（读者服务部）	
经 销：	全国新华书店	
印 刷：	北京温林源印刷有限公司	
开 本：	154 毫米 ×230 毫米 1/16	
字 数：	150 千字	
印 张：	15	
版 次：	2014 年 11 月第 1 版第 1 次印刷	
定 价：	29.80 元	

网 址： www.cctphome.com **邮 箱：** cctp@cctphome.com
新浪微博： @中央编译出版社 **微 信：** 中央编译出版社（ID: cctphome）
淘宝店铺： 中央编译出版社直销店（http://shop108367160.taobao.com/）

本社常年法律顾问： 北京市吴栾赵阎律师事务所律师 闫军 梁勤

目　录

第一道彩虹　倾听——自我疗愈的起点

第四道彩虹　沉思——以静制动

编辑手记

两位僧人在禅师面前争论自己对于事物之理的看法谁是谁非。

甲陈述见解后，问禅师："师父，我说得对不对？"

禅师对他笑说："你对。"

乙听了不甘示弱，也陈述了自己的看法，问禅师说："师父，我说得对不对？"

禅师也对他笑说："你对。"

甲、乙二人见禅师对两人的回答竟然都给予肯定答复，不明就里起来，追问禅师："究竟我们两人谁说得对？"

禅师仍旧一脸笑意，答："对。"

禅机在此，真理只有一个，并不因为谁辩论的能力强，真理就因此转了个弯儿，成为另一种样貌。相反地，每个人对于一件事物所看到的那一层面，尽管总是有所欠缺，但他所看到的那一面也确实反映了他主观认定的真实情况。如人饮水，冷暖自知，一个从小在冰天雪地长大的孩子，跟一位从小在南洋岛屿长大的孩子，他们对于"冷"和"热"的观感自然不同。前者可能摄氏五度不觉得冷，后者可能摄氏十度就冷得直打哆嗦。但他们对于冷、热的感觉与反应，都是真实的。

所以"咨询"讲求"自我疗愈"，因为许多情况并非咨询师所能完全掌握，往往最了解情况的人是自己。可是要真正了解自己，必须透过一些咨询方法，才能真正洞悉自我而不被外在世界与过去不良的习惯所影响。

因此，本书首先要探讨的就是如何进行自我倾听，画出使人生从黑白走向彩色的第一道彩虹，"倾听——自我疗愈的起点"，帮助读者学习了解自己，找出自我问题的法门。

问题浮现后，我们开始试图打破过去对于问题的看法与习惯，画出第二道彩虹，"怀疑——打破旧观念"，使我们能够不被过去的旧观念，以及外在世界所给予的价值观影响我们的判断。

更进一步，我们能够用一个开放的心，在了解自我、澄清问题后，试图多方尝试以前我们不敢尝试的选择，画出第三道彩虹，"探索——寻找更多可能"，开拓自己的视野，追寻更宽广的道路。

有所行动并非躁进，亦非缺乏理性而空泛的尝试。我们需要画出第四道彩虹，"沉思——以静制动"。人同时拥有感性、理性与欲望，唯有善用感性，同时善用理性，妥善引导欲望的流动，才能使我们在行动上不至于非但没有解决问题，反而造成更大的问题。

谈自我疗愈，当先认知人生于世是生在一个群体、充满各种关系的人际网络。追求幸福必须知道自己身为个体，同时也是群体一分子的位置与互相应对的学问。于是又生出第五道彩虹，"对话——仗不是一个人打的"。自我疗愈不是什么问题都自己解决，自我疗愈同时也是帮助自己找到自己适合在群体、在社会中生存的位置，妥善处理人际关系中的各种问题。

理解到行动，人会面对许多选择，可是在有限的时间与精力下，我们必须万中选一，走向第六道彩虹，"回归——舍不得到舍得"，放下该放下的，让自己不会停滞不前，能够在种种有限条件的限制中做出最佳的选择。另一层面，也是学习如何真正放下，而不是选择之后反倒耿耿于怀，陷于无尽的懊悔之中。

最终，我们将顺着彩虹的阶梯，见到第七道彩虹，"重生——返回真我再出发"华丽的出现，点亮我们生命象征完满的灯火，照耀自我与他人，达到真正幸福的境地。

至此阶段，我们终于完成将自我内在彻底的新陈代谢，与往昔微笑道别，迈向新生的幸福境地。

推 荐 序

推荐一

现代化社会，也是一个高度竞争的社会，来自心理与生理的压力，与农业时代不可同日而语。人的一天将近有十个小时奉献给工作，用以换取生活无虞，当身体因为劳累有了异状，我们容易察觉，进而求医。而心理的异状，却往往被忽略，但心理的伤痛与生理的伤痛，都会令人难受，都会留下疤痕。

咨询与心理学的关系密切，而心理学又发源于哲学。哲学咨询的出现宛如知识的循环，哲学因为心理学与咨询而向外拓展知识的广度，心理学与咨询又回头共融哲学的深度。这一条理路，不分尊卑，不分学术高低，目的都是要为现代人谋取医治内心的良药。

翻开《圣经·旧约》，里面写道：

你若看见弟兄的牛或羊失迷了路，不可佯为不见，总要把他牵回来交给你的弟兄。你弟兄若离你远，或是你不认识他，就要牵到你家去，留在你那里，等你弟兄来寻找就还给他。你的弟兄无论失落什么，或是驴，或是衣服，你若遇见，都要这样行，不可佯为不见。你若看见弟兄的牛或驴跌倒在路上，不可佯为不见，总要帮助他拉起来。（《申命记·第二十二章》）

现代人在都会生活中，迷失了自我，隐忍伤痛，使人性中最自然的需求无法得到满足而产生表相我与真我的解离。开始追求外在价值，透过外在价值想补充内在所流失的本质。好比看了电视广告，开始盲目追求名牌，好像买了名牌，就能跟广告上的明星笑得一般灿烂。实际上，短暂慰藉依旧是一场迷途，社会中能挽救迷路羔羊的，正是咨询师。

今日高弟兄将哲学咨询的香膏奉献于社会，让更多人能够透过哲学咨询的理论与方法，谋求一个长远而非短暂的心灵解药、一枚永不消磁的指南针，实为社会大众之福，亦为公共知识分子当以专业回馈社会的应有表现。

我衷心期盼本书能带给人们心灵上的满足，望更多人能从黑暗的幽谷走向光明，使更多人从迷途重返幸福的归乡路。

狄刚

推荐二

世界哲学的发展，自西方古代发展以来，就掌握了全球的政治及社会发展，不但为其理论基础，且为其实践方法。但至21世纪以来，民族主义风行，社会运动大行其道，各式各样的学说层出不穷，过去皓首穷经、勠力以赴为人类长久幸福安乐所设计的理论及学说，都在功利主义及实用主义的攻击之下逐渐颓败，甚至连被人类视为安身立命的宗教哲学，也经不起世俗主义的狂潮，而一一没落，哲学似乎成了茶余饭后的卖弄及点缀。而反观哲学本身的发展，也在多元化及精致化的要求下，分工精细，科目繁琐，精挑细弄，以至于所认知的"哲学博士"有许多人只知其一而不知其二，了解黑格尔不一定了解戴震；了解王阳明不一定了解斯宾诺莎；了解唯心主义却不知道中国唯心主义的发展，振振有词地以为中国的唯心主义不是唯心主义。如此一来，哲学似乎失去了其最重要的功能及目的，就是追求真理及提示追求真理的方法。

因此，只有在能兼顾并筹、中西兼顾之下，哲学才有可能朝向开放及发展的路途迈进，因为，有开放的精神才能去学习及和他人交谈，过去许多的战争，常都是因误解或自以为是而造成的，在今天多元化的时代中，努力地和他人沟通，建立有效的方式，建构彼此之间的互通管道，在共同的诚意之下合作努力，共同寻求为人类服务的方法，也就是当其他学科都在努力发展之际，哲学的努力是必需的。

再者，哲学的精神是追求真理，追求真理的方法却可因各个学科的不同特性而有不同的意义，因此，和其他学科的互通有无，共同参与对真理的建设，才是研究哲学者的共同目标，党同伐异、随意批评、人身攻击都不是建立人类生命共同体的方法。

最后，哲学需要向世界传播，研究哲学者，必须有向世界传播哲学的能力，闭门研究自然不错，但如果只在乎个人的研究，一点也不学习传播思想的方法，再好的思想也只好束之高阁了，因此，努力于口语传播，文字练达的学习是研究哲学者的目标。

从上所言，只有具有良好沟通的能力，丰富而积极的思想，哲学济世的功能才能发挥，对社会问题也才能鞭辟入里地分析清楚，对世界文化才会有具体的贡献。

《心灵驯兽师》一书是本哲学助人的书籍，借由七道彩虹的提示达到自我疗愈的目的，希望读者能从其中摄取到生命的泉源。

中国台湾辅仁大学前校长　黎建球

推荐三

法国当代思想家福柯在大作《规训与惩罚》中对于法、规训与犯罪之间的相互关系，从人性的角度论述，他认为一切规训使人生活的时间、空间都成为被管理的内容，人的自由不断被剥夺：

1. 生活仿佛有一个"时间表"：从早到晚一切行为要按照时间表来走。好比学生就应该按照学校规定的时间上下学、上下课。

2. 个人被工具符号化：肉体与姿势必须被改造成保持一个"该有"的韵律与姿态，用以符合一个文明人的形象。出入不同场合要注意衣着、发型，还会因为穿错服装而感到羞耻。

3. 人成为不断接受考试的机器：表面上人透过科学、医学、心理学、教育等知识帮助人们提高行动效率，提高生活水平。实际上，人在这个过程中被迫学习向一个既有典范看齐，审核（考试）个人是否符合良民标准的制度应运而生。身体检查、考试成绩、证照执照等各种测验成为个人生存于社会的通行证。

现代社会使人不断失去自由，以至于福柯断言这个不自由的社会注定会造成许多精神病人。近几年，经济问题带来的庞大压力，于原本已然很繁琐的生活归约中添加更多不人性的项目。压力使人失控、崩溃，造成各种冲突，以及法律相关的问题。

法律是社会安定的最后一条界线，法律能定一个人的罪，却无法让一个情绪失控的人恢复正常，无法让一个精神病患者得到医治。正是在这方面，咨询与心灵治疗能够提供使社会祥和，使个人与群体于内心获得正向支持的力量，以使生命更完满。

高君以深厚哲学背景与咨询实务经验撰写此书，对当前充斥各种生活压力的民众提供学习如何解放压力的修为法门，实为目前众多坊间多如牛毛的同类书中，值得推荐的首选之一。期许读者透过此书得到内心安定的力量，寻求一个自己在世间生存的定位点，活得自在、活得喜乐。

南投律师公会理事长　吕秀梅

推荐四

"心理咨询与辅导"在我们的社会里，有着一个特别的位置，举凡学校里发生事情，小区里发生伤亡事件，常可以在新闻媒体的报道中，加进一句"已安排咨询辅导协助……"这形成一个印象，"心理咨询与辅导"是需要的。但如果我们问自己：什么时候我会需要去找心理咨询师咨询呢？我想，许多人的心里浮现的想法可能是："我的心理有问题吗？问题有严重到需要找心理咨询师吗？"心理咨询与心理有问题是直接联结在一起的。

直到目前为止，主流的心理咨询与治疗从业人员，几乎都接受过实证科学训练的洗礼。面对求助的当事人（个案？病患？），按通常的做法，会先进行评估或是衡鉴，以期能先确立当事人求助的问题为何？引发问题的原因为何？相关联的影响层面为何？我们可以发现，心理咨询与治疗从业人员，依据他所依循的专业职能、经验知识，以当事人的主诉、反应等等信息，解析出"个案的问题所在"，铺展开一幅精细程度、观照角度差异有别的图像，并以此图像展开心理咨询的历程与计划。专业与非专业的区别，就在于进行评估、判断与作为时，有无专业知识、理论的依据。

这样的咨询或治疗的图像，建立以"问题"、"困扰"展开种种作为的预设。尽管心理治疗的学派、模式极为多元，不胜枚举，从最主要的谈话治疗，到戏剧、舞蹈、音乐、游戏……进行评估的范围也包括生理、心理、社会、文化、灵性、发展阶段……有些学派强调科学实证，也有倡议以当事人为中心的人本取向心理治疗。进一步地探讨，便能发现任何取向、学派，都依循一套对于"人"的基本理论预设。简言之，是建立在一套"人格"理论，以及"心理健康"为何的知识建构之下，即使是目前火红的后现代心理治疗，依然吊诡地深陷一套既定的论述中，难以自知。

心理咨询与治疗从业人员常常谈的一个譬喻是"给他一条鱼，不如给他一支钓竿"。这个譬喻某种程度也彰显出心理咨询的论述，关注于提升、调整、增进、改善个案的能力。对于"能力"的关注，即在于视个案为适应环境变化与挑战的个体，因此，改善认知、情绪管理、技巧训练的种种，都依此而行。也就是环绕在挑选钓竿、使用钓竿、熟练钓鱼的种种探讨。

我想，对许多人来说，都渴望与期待着"幸福"。希望自己的生命质量有所提升，能真切地认识幸福、追寻幸福。每个人都希望过着幸福快乐的生活，但不觉得自己的心理有问题，不会想也不觉得需要去找心理咨询师。但如果对于自己生活的经验与体会有些困惑与不解时（譬如：在某个夜里，突然有个心里的声音在问："我到底在做什么呢？我怎么觉得有点空虚呢？"），期待能有个人可以谈一谈时，可以和谁谈呢？

哲学起于对世间万物的好奇与"只能如此吗？""真的是这样吗？"的探问，经由诸般探讨，开启思想的深度与广度。哲学咨询同样基于深度的探问，以启发个人的思维，转化其"为人"的素质，关注于"超越"。哲学咨询不以"给他一条鱼，不如给他一支钓竿"的论述为预设，而是对这个论述展开探问："只能钓鱼吗？""人为何要吃鱼？""这是适合钓鱼的时间、地点吗？"……在探问与追索答案的过程中，开阔了心灵，肯定了人于"我思，故我在"中所确立的实存意义。

　　《心灵驯兽师》是作者对于哲学咨询实践的集结，以案例故事为文本，带领读者悠游于哲学思考的天地中，以"倾听"、"怀疑"、"探索"、"沉思"、"对话"、"回归"、"重生"，如同彩虹的七道色彩，让读者得以在阅读中，以自身生命经验为画布，既能按部就班，也能自由挥洒地创作出独一无二的作品。不会导向自己有问题，乃至罹患心理疾病的狭隘观点，而是朝向"幸福"这一个美好的人生目标。我在阅读的过程中，想起《大学》里所指出的"明明德、亲民、止于至善"三大纲领，以及"止、定、静、安、虑、得"六个修养程序，以及"格物、致知、诚意、正心、修身、齐家、治国、平天下"八个实践条目，两者间所涵藏的精神与深意，有其相似之处。对于关注与期盼提升自我生命质量的读者来说，这是一本可以让你回味再三的佳作。

台北市咨询心理师公会理事长　侯南隆

推荐五

同为亚洲四小龙的韩国经济日益茁壮，与台湾地区拉开大段距离，韩国国民的平均所得也超过该地区，成为此地年轻人钦羡的对象。与此同时，韩国大学生的自杀率也高于台湾。说明高所得的背后是高竞争，高竞争的代价是高度压力。

全球化是现代国家快速发展的重要因素，随着产品销售到世界各地的，还有全球化竞争底下的焦虑。华尔街打个喷嚏，全世界都感冒。二十世纪五六十年代台湾经济起飞的辉煌，与现今社会给予年轻人的就业环境，实不可同日而语。

幸好当生存的焦虑满布世界，心理咨询的发展也因为全球化更快速地传递到世界各地，台湾目前已经建立一套心理咨询机制，各级学校也广设辅导室，提供学生心理层面需求的满足。

然而，目前心理咨询的机制依旧有不足之处，特别对于一般大众的观念而言，寻求咨询协助仍不够普遍。其实，心理咨询有许多派别、理论与方法，针对各种不同族群、个体的不同疑难与烦恼，如医疗分科一般对症下药。可惜一般坊间心灵咨询书籍，往往都是过于注重理论的专业书籍，不然就是以咨询为皮，励志故事为骨的故事书，让有需要的一般民众只能望书兴叹。

《心灵驯兽师》，作者兼具理论专业与平实亲和之优点，对国外已有二十多年研究与实践成果的哲学咨询理论与真实咨询个案，给以平易近人的叙述，使普罗大众皆能于阅读中培养并获得自我疗愈之能力。

　　此书深度、广度兼具，适合反复阅读，与作者一起反复思考咨询情境与问题解决的要义。对于焦虑的现代人，无疑是在治标的止痛剂外，又给予治本的自我疗愈系统知识。

　　最后，我期许每位读者皆能如作者所述："透过哲学咨询的学习，帮助自己成为自己的咨询师。"

"国立暨南大学"副校长暨辅导咨询研究所创所长　萧文

自　序

"你为什么要研究哲学咨询？"

"因为好奇。"

"你为什么要成为一位咨询师？"

"我以为那是研究哲学咨询的必经之路。"

"坐在书堆前面就能成为一位哲学咨询师吗？"

"我还有参与实习，参与个案研讨。"

"你认为咨询面对的都是什么样的人？"

"一般大众，难道不是吗？"

"正是，那么你认为一般大众活在泛黄的书里，还是你每天进出学校来往的人群中呢？"

"来往的人群中。"

"那你还坐在这里干吗？"

这是一篇经过修改的作者序，来自一位不完美的哲学咨询师所写下的书。

如果一本书的修改次数也列入评估作者的要件，那我可能是改得最勤的作者。

一切都是为了这本书，一切都是为了修正一个错误，修正一个曾经自大的灵魂。

多年来，我在哲学研究的道路上与美学相遇，之后又与咨询相交。"象牙塔中的学者"、"不问世事的专家"，人们这么称呼我这一类人。直到有一天，我从象牙塔中朝墙外打了一个洞——或者应该说是来自天上的一道轰雷，为我开启反思自我，从出世回到入世的道路。

我的一位大学好友去世了，在这之前，我关注个案，把精神投入研究，浸淫在书堆与论文堆中，却忽略了身边的人需要我的帮助。师长与哲学咨询的读物使我成为哲学咨询的个案，以及受惠者，把我从迷梦中敲醒。

这本书，是我缅怀朋友的供物，用以追思，用以感念。

我得承认，各位读者与此书照面的第一印象，和这本书原初的模样已大不相同。原先，这本书像是一本教科书，包括大量哲学咨询理论，作为给哲学咨询师与一般心理咨询师、辅导老师等专业人士的读物。

直到朋友离世的余晖，让我看见象牙塔之外的世界，因而我重新改写此书，让这本书真正发挥对一般人的帮助，而不是仅仅为少数人服务。

"错误是可以被修正的"，这是咨询存在的基本价值。但要修正错误，我们必须勇敢承认自己的错误，承认自己的渺小，把自己交在更光明的对象手中。因为承认自己的无知，然后我们才得以用谦卑的心，重新塑造自己的心灵，使其再次澄净，并且获得继续生存的勇气，对抗生活烦忧的抗体。

　　我之所以总是以《圣经》中"敬畏天主为智慧的开端"为题，就在于我们都是不完美的人，而对于一个更有智慧者的敬畏，这份谦逊将能让我们从凡事都要自己来，或者从千万不能让自己显得柔弱的自我封闭之境走出来。

　　正如我离开象牙塔已经好长一段时间，之后我再也没有回去过。

　　洞穴外的世界尽管充满各种生存的风险，但唯有亲自走一遭，在苦与乐之间，才能领略存在的美丽境界。

　　最后，本书能顺利付梓，感谢爸妈、家人、师长与友人给予的支持与鼓励，以及对拙作各项细节提出批评指教，使此书更臻完美。

高浩容

第一道彩虹

倾听——自我疗愈的起点

"未经反思的人生不值得活。"

——苏格拉底

1. 真理女神的神谕——多听智者的建言，用思考取代抱怨

打从踏进咨询室那刻起，Alice 一直表现出她有礼、貌似文静的一面。可一旦谈起她的男朋友，那份刻意迎合咨询师的态度，立刻变成充满对于男朋友的愤怒与不满。Alice 不懂：为什么自己对男朋友百依百顺，付出自己的一切，最后换来的却是男朋友冷眼以对？

像是每天 Alice 都不忘帮男朋友准备早餐，甚至有时还主动做便当给男朋友吃。可是男朋友反而要她别花那么多时间准备早餐、便当，要她自己把自己照顾好，别老管他的事。

说到这里，Alice 的眼泪又开始流个不停。

等 Alice 心情平静，我跟她说了巴门尼德（Parmenides）和苏格拉底（Socrates）面对神谕的故事。

Alice 听了之后，对我说："现代哪有神谕这种东西呢？"

我回答："神谕只是一种象征，并不是一定要透过某种宗教，来个神坛起乩，向未知的神秘力量求药方。神谕就是来自智者的箴言，听了能够让自己从迷茫中觉醒过来。"

Alice 不怎么同意我说的，反驳道："为了处理好跟男朋友之间的关系，我也看了很多作家谈感情方面的书，可是一点用也没有。"

我问 Alice："那些书都说些什么呢？"

Alice 显然对这些书都不怎么满意，说："都是一些老调重弹，培养什么沟通的良好管道，学习包容什么的。我都做了，

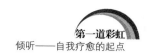

但是根本没有用。"

Alice越说越气，此时我问她："你有试着培养什么良好的沟通管道吗？"

"有啊！我照着书上所说，跟男朋友约好大家有什么话，每天都要在睡前把今天想要跟对方说的全部说出口，不要把今天的问题留到明天。"

"这建议很好，结果呢？"我这么问，想要确定Alice的话语中，是否存在着确实的行动。

"我男朋友刚开始顺着我，每天都跟我说他今天发生的事情，可是大概持续一个礼拜后，他一躺到床上就睡大头觉，不跟我说了。"

"那你都有照着跟他说吗？"

"有。"

我在这个当口停顿了一会儿，问Alice："好，那你还记得男朋友那个礼拜跟你说了些什么吗？"

Alice愣了一下，回答："还不就是他每天做了什么工作，碰到哪些人，一些鸡毛蒜皮的事。"

"你可以说得更详细一点吗？"

Alice努力回想了一下，接着悻悻然说："详细内容我想不起来了。"

我试图引导Alice把问题的焦点从男朋友转移开，回到自己身上，于是我问她："如果今天换成我请你的男朋友详细描述你曾对他说的话，他却想不起详细内容，你会认为他有认真听你说吗？"

"绝对不会。"

"你认为仔细听一个人说话，很重要吗？"

"重要。"

"如果我们不把一个人的话听清楚，试问：我们能了解对方在想些什么吗？"

"应该不行吧！"

Alice 逐渐明白我一层一层追问的意思，她回答问题的间隔开始延长，这表示她开始思考自身情况，这无疑是了解自身一个好的开始。

§ 我们时常花很多时间说话，却花很少时间听别人说。

古希腊哲学家巴门尼德一生致力于追求真理，有一天真理女神带领他走到被真理之光照耀的世界，为他揭露真理的真相。之后，巴门尼德把他的见闻写下来。可是很遗憾的是，这部作品大部分的篇幅都已失传，只留下少数断简残篇。

但巴门尼德的断简让后人了解：要靠人自身完全了解真理几乎是不可能的。需要有智慧者，可能是真理女神，可能是某些智者，或是贤人留下的经典著作。了解自我也是同样道理，我们得打开我们的五官，去"倾听"，倾听他人好的意见与看法，倾听自我内在真实的声音，透过倾听，进而了解，然后才能对

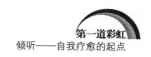

症下药。

希腊三哲之首苏格拉底也曾经获得神谕。

苏格拉底在雅典德尔斐神庙，询问谁是雅典最有智慧的人。结果神谕告诉苏格拉底，他是雅典最有智慧的人。苏格拉底认为比自己更有智慧的人理当存在，于是为了解开内心疑惑，他开始寻找比自己更聪明的人。

于苏格拉底学生柏拉图（Plato）所著的《对话录》中，苏格拉底四处和各种雅典的达官贵人，或一般传闻很有智慧的智者们讨论他们对于德性、神，以及各项知识的看法。结果苏格拉底发现这些人根本没有真正的智慧，而是自以为懂得很多，实则根本一无所知。

苏格拉底得出结论："他之所以是雅典最有智慧的人，乃是因为他有'无知之知'，懂得承认自己无知。"

§ 当我们听到好建议，却不愿意去做，等于什么也没听进去。

西方哲学影响最巨的，是苏格拉底的实践哲学，使得哲学在他身上，既是在探究第一原因原理的天上，同时也在地上，对于人伦与经验界不采取否定或加以虚化的态度。让我们相信哲学家可以使这个世界更美好，因为哲理不仅仅是空想，而是来自经验。

然而，认识始于经验却不止于经验，故在这个报告中，我以苏格拉底的知识论为经，对话法为纬，编织出苏格拉底的知识如何在以"对话"来实践于经验界，让理论与实务得以相辅相成，真正达到所谓的知行合一。

何谓"知行合一"？

用苏格拉底的话来说，假使你问一位男人："什么是丈夫对妻子的忠诚？"这位男人嘴巴上说得头头是道，实际上却是成天拈花惹草，外头小三一堆。对苏格拉底而言，这种男人根本不懂忠诚，因为真正的"懂"，必须言行一致，说的跟做的之间没有矛盾。

§ **听一个人说话，不如看一个人做事。**

2. 巴门尼德——说故事的人是桥梁，故事本身的意涵才是重点

§ **法国哲学家蒙田曾说："造成错误的不是真理本身，往往是人。"**

巴门尼德的《断简》，读起来就像神话故事。真理女神告诉他：真理是永恒不变的存在。巴门尼德把神谕写得也像是故事，让读者难以判断，究竟这是一篇神话，还是哲学箴言。

我想起在课堂上面对刚进入一门科系的学生，难免会对自己所学的知识有所质疑。如同当部分学生读了巴门尼德的故事，认为假使巴门尼德留下的不过是神话故事，那就根本一点研究价值都没有。这些学生主张："我们为何要对神话故事，抱以学术的严肃态度加以研究呢？"

当学生有问题，哲学教师不会立即响应，而是先让学生自己解决问题。我开放课堂给所有学生进行讨论，让不同意见的学生能够马上交流。有些老师认为这样会让课堂难以掌控，但思维的彼此冲击，往往是增进学生认知最重要的关键。如果今

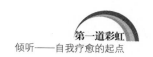

天学生都没有经受挑战的机会，通常会造成两种情况，一种是误以为只要坚持己见，在口舌上说得其他人哑口无言，自己以为的就是真理。另一种就是逃避讨论与互相进行思想冲击的机会，傻痴痴地坐在位子上，等待老师提供问题的答案。

我静静地等待学生讨论得差不多，才开始介入他们的讨论，辅助他们理出最后的结论。

我问："哲学跟历史学一样吗？"

学生回答："不一样。"

我问："哲学跟神学一样吗？"

学生回答："不一样。"

我问："哲学跟文学一样吗？"

学生回答："不一样。"

然后我说："一篇残留的断简内容是不是神话，是否真有真理女神存在，其内容的文法、修辞，这些是哲学所要讨论的范围吗？"

学生们陷入一番讨论，然后说："虽然哲学不是历史学、神学和文学，但和历史学、神学和文学并不能完全区分开来。"

我点头说："是的，哲学研究需要历史学、神学和文学的知识。但哲学还是不同于这三者，因为哲学要探究的是'万事万物的原因原理'，而不是停留在事物的表象。所以在训诂上，我们可以鉴别一部作品的真伪；修辞上我们可以判断一部作品辞藻的好坏。但作品本身所传达的意境是什么？对于我们人生有什么帮助？是否还有更深刻的意义？那就是哲学所谓探讨的范围。"

人生在世，我们同时是自己的学生，聆听内心各种冲突的声音；我们同时也是老师，必须自己厘清问题，找出答案，好下决定。

有时候我们是忙着诉说自身情况，不愿意听他人说话的咨询者。

有时候我们则是毫无自己的思想，等待他人指引，把选择权和该负起的责任都丢给其他人的咨询者。

无论是哪一种，都没有办法帮助我们更进一步接近真理。想要解决问题，错误的态度只会让我们离答案更远。

《韩非子·外储说左上》有个"郢书燕说"的故事：

楚国郢都，有个人写信给燕国宰相，夜晚光线灰暗，于是令下人举高烛火，唤："举烛。"结果郢人嘴巴上说，手也不自觉在信中多写了"举烛"两字。

燕国宰相收到信，读到"举烛"两字，对照上下文，不理解究竟是什么意思，思考良久，突然有所领悟，说："高举烛火，乃是追求光明。崇尚光明，想必是要我选贤任能。"

燕国宰相把信的内容作为对燕王的建言，燕王听从宰相的建议，举用贤人，把国家治理得有条不紊。

韩非子对此评论道："燕国虽然治理得很好，但信本身原意却非如此。当今学者对于典籍穿凿附会，往往托物言志，所

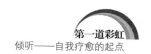

言不一定合乎典籍的本意。"

注意到了吗？有时我们忽略了真正的重点，而把重点放在其他细枝末节的事情上。这表示我们没有认真去关注我们应当要关注的对象，我们没有真正敞开心胸去聆听对方要讲的话。

有时候，人会因为一个人的外貌而忽视他的表现。因为一个人的第一印象不佳，就以此推估他的其他部分肯定也不好。反之，有时候我们光凭一个人的履历写得天花乱坠，就误以为这个人肯定不简单，所说的话都是金玉良言，这也犯了同样的错误。

巴门尼德所写的无论是不是神话，重点是他写了什么样的内容。如同柏拉图《对话录》，里头均以苏格拉底为主角，后人并不能完全确定每一篇都真的是对于苏格拉底的真实记录。

"郢书燕说"的故事有双重意义，一个是人的认知很有限，有时难免穿凿附会，很容易把他人的原意曲解。好比今天在外头看到另一半跟异性说话，看起来像是很投机的样子。如果没有了解实际对话的内容和情况，就自己下判断，认为自己的另一半在跟异性调情，或是假装视若无睹，这些都不能让我们对真实情况有任何实质的理解。

并非所有的误会都是不好的。有时美丽的错误，一场意外的邂逅就是在误会中产生。但如果人们抓着误会这一点，就认为凡误会必等于错误，则犯了过于理性，忽略人生活中需要浪漫的感性需求。

我还记得大学的时候，同寝室的室友喜欢外语系的一位女生。他为了要让女生注意他，明明住在学校，却每天早上搭半个小时的车，再和女学生一起坐地铁上学。经过半个学期的努力，女学生终于注意到这个上学经常会碰到的男孩子，两人开始很自然的交谈，在学校偶遇了也会互相打招呼，最后他们两个人在一起交往。交往两年后，女生的生日，我的室友才把当年搭车追她的真相说出来。女生完全不觉得被欺骗，反而感动地说："谢谢你陪我每天上学，让我每天上学的路上都不寂寞。"

故事有人说，也有人听。但重要的是故事的内容，以及听者对于故事的解读。因为故事所带给人的感动，不在说故事的人身上，而是在听者内心对于故事的回响。

3. **追寻真理之路**——人生不是单行道，踏实走过才能开悟

网络上流传一个笑话：

有一位信仰十分虔诚的男人在海边散步，上帝想要奖励他，于是现身，问他说："孩子，你对我如此忠心，现在给你一个机会，让你许一个愿望。"

男人指着海的另一头说："伟大的上帝！我一直很想去夏威夷，可是我不敢搭飞机，你能为我造一座跨海大桥吗？"

上帝摇摇头说："孩子，那太困难了，造一条通往夏威夷的桥需要耗费许多钢筋水泥，非常不经济。我建议你再许个愿望吧！"

男人思考一会儿，说："神哪！我交过几个女朋友，却总

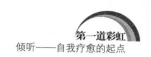

是不理解她们的想法。我希望我能了解女人，了解她们的想法和感受。为什么女人有时嘴里说不要，心底却和嘴上说的背道而驰？为什么她们开心的时候也哭，难过的时候也哭？"

神沉默许久，最后说："你要的桥是四线道，还是六线道？"

聆听是一门艺术，比起说话，更加不易。言有尽而意无穷，许多事情无法单靠语言表达，更何况并非所有人都知道该如何透过语言表达所有的喜怒哀乐。

聆听他人跟聆听自我，同样不容易。许多人以为了解自己，实际上对自己根本一无所知。

苏格拉底发现知道且承认自己无知的人，才是最有智慧的人。

§ **雄辩是银，沉默是金。**

Ben 是一位就读国内顶尖大学的学生，他对自己充满信心，可是他过得并不快乐。刚开始进行咨询，他一副信心满满的样子，对自己的生活，以及未来都很笃定，好像走进咨询室根本是一场误会。

可是当我们聊到从小到大的求学历程，Ben 的回答总是千篇一律。

我问："从小到大，你总是在各方面表现得很优秀。现在读电机专业，这是你的兴趣吗？"

Ben 告诉我："我爸妈和老师都认为以我的成绩，读电机对于未来出路很有帮助。你也知道，现在科技业缺工、缺人才，我们系上的学姐，优秀一点的大三就已经有台积电、联电的人来关切未来工作的动向。"

我问："你自己对科技业了解多少？任何行业都是有利、有弊，平时我们看新闻，年终，前几大科技公司给员工又是配股，又是半年以上的年终奖金，看起来很诱人，但相对来说，所要付出的工时也不短。"

Ben 说："我爸妈认为年轻就是应该要趁早赚钱、存钱。"

我："赚钱之后，钱要拿来做什么呢？"

Ben："我爸建议我有钱要先买房子，有了房子再考虑买车，有房、有车，以后组织家庭才有保障。"

咨询中，咨询师希望得到的是发于咨询者自身意识的观点，从 Ben 身上，与其说我在跟他对话，不如说我在跟他的父母对话。为了打破这个局面，我话锋一转，问道："你喜欢钓鱼吗？"

Ben 没想到我会突然问个八竿子打不着的问题，熟悉的应答模式与思路一下子切换不过来，吞吞吐吐地说："我没钓过鱼。"

"你猜钓鱼会是什么样的感受？好玩吗？"我追问。

Ben 疑惑地说："这应该要钓过才知道吧！"

接着，我进而帮助 Ben 意识到自己响应问题时，都会先提到父母的意见，而不是自己的意见。让他了解自己的问题，发觉自己身为一个个体，应当有自主决定的权利。

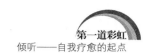

§ **你以为自己跟上潮流，其实跟上的只是一场许多人参与的误会。**

我们身处在一个信息爆炸的世界，五颜六色的信息在我们的周遭流传。朋友、同学、同事之间的耳语，电视媒体捕风捉影的八卦报道，网络上流传的各种谣言、传说。信息的量已经超乎人类所能掌控的范围，我们不断地接收，却缺乏一个明辨是非的窗口。在这种信息极度缺乏控管的时代，盲目接受信息，把自身化为传声筒，将未曾明辨是非黑白的信息又传递出去，将致使我们对他人与自身的认识产生误会。

人很复杂，所以认识一个人并不容易。但正因为人的复杂性，所以人能够创造出伟大的艺术，做出违背动物自利本性的牺牲。人因为复杂而美丽，因为复杂而充满魅力。但唯有意识到自身美丽的人，才能活出自己，活得像是一个人，而不是他人期望的某种样式。

4. "存在"是一——人是光明与黑暗，复杂的综合体，你我都是

§ **每个人都是自己的咨询师。**

几年前，有一次开车行经高速公路，我看到一幅某个教会设立的广告牌。

广告牌上是一张照片，一位一条腿被截肢，拄着拐杖前行的少年。旁边斗大一行注释：100% 的人。

谈灵魂，有人觉得虚无缥缈，认为是空泛之言。从西方哲学的角度看，灵魂和肉体是截然不同的两种事物。肉体毁损了，

并不真正影响人最重要的本质，决定一个人是人而不是其他生物的关键——"内在的灵魂"。

肢体会损毁，肉体会衰老，可是灵魂永远都是整体的，不可分割。

现代心理咨询师，不少习惯使用量化的表格，用量化的角度去看事情。仿佛咨询者都成了计算机语言的 0 和 1，但哲学咨询在人的肉体，可以用数字计算的身高、体重、三围之外，更着重不能用量化工具和数字决定的人格部分。

近几年金融风暴席卷全球，咨询室涌现许多中年失业的咨询者。

面对中年失业的，有些人会采取"环境决定论"的角度，其实我们必须关注的层面很多，其中便包括成长背景、社会经济地位等等，以了解他在过去成长的环境中所塑造出来的人格类型。

借由人格类型与职业的类型进行对应，如美国约翰·霍普金斯大学的 Holland 教授发展出来的 RIASEC 量表，来确认一个人所适合的工作类型可能有哪些。

我们也要反过来看，一份工作的内容，以及从事这份工作所要付出的努力。有些工作光有付出还不够，还得先具备这项工作的专业能力，以及实践的责任感等等。

所以我们发现，职业建构的历程不能单单只是从个体角度出发，还得从工作的角度出发，来寻找两者之间的交集。即所谓"符合说"。

"符合说"谈的是对于真理的检验，可以从思想法则的第一原因原理推得，即"同一律"（A=A），"一物是他自身，且只能是他自身。"如果有反例，则矛盾；并且没有处于是 A，又不是 A 的中间模糊地带，具有排中性。

因此，所谓"真"就是一物自身之存在与本质，与我们对该物之存在与本质的认识相符合，即"名实相符"。

因而一位工作者与工作之间要能符合，这才是一个适当的职业选择。如果工作者对于工作有所误解，或是选择了一个不适合自己能力、价值观与期望的工作，那么可能会导致工作的不适应；相反地，若一个工作订立出来的标准很高、内容很严苛，也有可能会很难找到适合的工作者来从事这项工作。尽管一个工作者对于一份工作能够靠着内在想法而有不同的适应，但是否自我认知（self-concept）与对于工作的认知能够相符，而不是在短期做出自己可以接受这份工作的判断？实际操作时却发现不是如此。

生命是一条长河，不同阶段要考虑不同的因素，然后又要跟一个人的特质相匹配。不同生命阶段会遭遇不同的问题，但从小养成的各种能力以及个性，会反映在人生不同阶段的不同问题上。

§ 子曰："吾十有五，而志于学。三十而立，四十而不惑，五十而知天命，六十而耳顺，七十而从心所欲，不逾矩。"（《论语·为政》）

我们要了解面对职业问题，关注的不该只是职业生涯，而是从人生的历程发展，进而与现在所进行的职业咨询进行接轨，来厘清自身真正适合的工作。为了达到这个目标，得有几个前提，第一就是必须诚实以对；第二就是必须探求对社会学、心理学等相关知识都有研究的书籍或咨询师。

我们可以用四个方面作为思考职业问题的参考，以及改善或增进自身的职业选择与发展，检视自身的困境：

（1）从一个工作者的观点来思量一份工作；

（2）增加个人对于工作选择的权利与责任；

（3）多方涉猎关于工作的实际情况与未来发展好满足好奇心；

（4）加强对于达成志向的信心。

从哲学咨询的角度来看，此部分与讲义所阅读到的方向差异不大，都是从一个整体人的角度出发，将职业生涯视为生涯的一部分，且此部分与生涯的其他部分具有不可分割的整体性。

§ **不跳进海里，你又怎么知道你会游泳？不开始游泳，你又怎么知道你是一条鱼？**

5. **真理的脉络**——理解只是起点，我们还得学习如何诠释我们的理解

§ **好奇心渴望被满足的程度，就像人渴望被爱的程度一般强烈。**

"你到底爱不爱我？"

哲学起始于人的好奇心，好奇心并非促使人问问题，而是

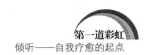

促使人想要知道答案的心被满足。

面对人生这条路，我们向前看，我们以为可以看到终点，但仔细一看，才发现终点在迷雾中。你可以选择后退，或是前进。无论选哪一个，我们依旧无法抵挡时间的流逝，轨道两旁的景色春去秋来，物换星移。

这时，就看得出一个人面对人生真实的勇气。

但人生并非一条铁轨，我们并非铁轨上的乘客。我们有权利决定方向，更像是列车的驾驶员。

对于人生，我们每个人都是握着方向盘的"诠释者"。

将诠释当成"一种站在后设的角度进行个人主观的诠释"，其实这个概念是不完全且偏颇的。

诠释，就是在打造理想的漫漫人生路。

首先，诠释要求每个人（真实的自我）对于他人与世界的"理解"，并尽可能达到完全的理解。

就像使用电器，没把说明书看懂，毛躁地把电器插上电就想使用。买电器本来应该是为了增进生活方便，但因为说明书没看清，使用错误而把电器弄坏，或是根本没有办法正确启动，反而造成生活的不便。试想：家中摆了一台大电视却不能用，等同给家里增加一个大型垃圾。

其次，为了达到理解，可采取各种方法，方法不是表达主观意见，而是追求"主客交融"，也就是每个人能够对自我、他人与世界有充分的理解，并且能够清楚地表达出来，好像主体与客体已经不存在界线。

什么样的人能够把人生掌握在手里，不只要对自我、他人与世界有充分理解，还要能够实际行动。前苹果电脑兼皮克斯动画公司执行长史蒂夫·乔布斯，在 2005 年 6 月 12 日于斯坦福大学毕业典礼的致辞，广泛在网络上流传，其中谈到他人生重要的抉择，离开学校迈向社会，乔布斯表示：

当时我无知地选了一所学费几乎跟斯坦福一样贵的大学，我那工人阶级的父母将所有积蓄都花在我的学费上。

六个月后，我看不出念这个书的价值何在。那时候，我不知道这辈子要干什么，也不知道读大学能对我有什么帮助，只知道我为了念这个书，花光了我父母这辈子的所有积蓄。所以，我决定休学，相信船到桥头自然直。

当时这个决定看来相当可怕，可是现在看来，那是我这辈子做过最好的决定之一。

当我休学之后，我再也不用上我没兴趣的必修课，而是把时间拿去听那些我有兴趣的课。

乔布斯之所以能够创造苹果电脑的霸业，不是因为他休学，不是因为他觉得念大学没有帮助，而是他看到自己想做的事情，并且真的去做。

任何人都可以抱着一本哲学书，信誓旦旦地表达自己对于人生与生命的理解。但是有多少人真正投入自己梦想的行业，筑梦踏实；能够放下手上已经拥有的成就，无畏他人的目光，就为了一圆自己的梦？

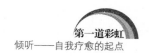

§ 坚持，肯定有个核心价值支持你，做那件你认为对的事。

若将诠释当成各说各话，那就错了。诠释的初始在于哲学家发现某些文本（后来延伸到更广的层面）有理解上的困难，可能因为文化、历史等等因素，需要逐步厘清以求得对文本的完全认识。

先有认识，然后进行理解；理解后有判断；判断后有诠释（评价也是一种诠释）。所以如果没有中间那些过程，便不是真正的诠释，只是抓住字面意义——"诠释"两个字做文章而已。

诠释只是手段，理解才是目的。为诠释而诠释，等于把手段当成目的，就失去诠释学的根本意义与价值了。

透过自我诠释而理解自我之后，往往会惊觉自己并不认识眼前的自己。当你面对自己宛如陌生人，你是否能够承认对自己了解不深，一无所知？当你面对亲人与师长用他们的价值观灌输在你身上，你是否能够勇敢地认清什么是他们希望你成为的你，什么又是你自己想要成为的你？即使疑惑，也能大声说出自己的疑惑，虚心求教？

乔布斯在斯坦福大学毕业典礼致辞的演讲中，最后以一句箴言送给所有毕业生：

求知若饥，虚心若愚（Stay Hungry, Stay Foolish）。

乔布斯也对世人如同巴门尼德一般扮演了说故事的人，致辞前，他说自己要讲三个故事。也同苏格拉底一般，赞扬"无知之知"是追求自我圆满的起点。中国老祖宗也说："空的茶杯才能装进更多的智慧。"

6. 真理之光——人生只有一个绝对真理能带领我们通往终点，"好好活着"

佛陀成佛前，贵为王子，在目睹人有生老病死后，决心追求真正永恒的存在，超脱凡尘系于人身上的枷锁。

生、老、病、死，这是发生在人一生，按照时间序列所进行的旅程，而且旅程只有单程车票，没有回头的空间。

开创未来，必须立足于当下，为此我们必须解开时间序列的奥秘。

时间序列的精神与目的，我们从时间序列中的"时间"概念展开反思。

圣·奥古斯丁（St. Augustinus）在《忏悔录》中的时间观，他表示时间没有过去与未来，只有现在、已逝的现在与尚未来到的现在。

过去已经不存在，存在的是我们当下透过回忆活动而重现，比如那已逝当下印象模糊的记忆片段。但当我们展开回忆，那回忆活动与回忆本身是当下的，而非过去的。

自我回溯的点点滴滴皆已成往日云烟，从记忆中整理出细节是困难的，需要长时间沉静的沉思。但结果是值得的，我们可以透过过去的细节来分析并说明"广泛的"这个当下——可能是最近一个月、半年等——现象为什么是如此。

美国第十六任总统林肯有一句箴言："预测未来最好的方法就是去创造未来。"

如果人生是一条长河，时间就是不断于长河中流淌的水滴。掌控时间，把握每分每秒努力的人，才能掌握人生。小水滴汇集成一条大河，每颗小水滴都有其存在的价值。想要成就一条万里长江，却忽略当中组成的任何一部分。等于一个人空有理想抱负，却忽略分秒间的实践与付出，最终当时间流逝，岁月不待人，在细数自己曾经浪费的时光，除了怨叹自己虚度光阴，也无法唤回那些一去不复返的宝贵时光。

东晋末期诗人陶潜于《杂诗》中写道："盛年不重来，一日难再晨。及时当勉励，岁月不待人。"

时间需要分秒必争，因为消逝的时间永远无法弥补。

当时间不断流逝，人逐渐衰老，并且可能逐渐因身体日益虚弱而招致疾病。最终，哲学家揭示了人作为生命体必然的结局。

§ **人作为"存在者"有两个永远无法改变的本性，"凡人皆有理性"且"凡人皆会死"。**

时间对于人来说是不断接近死亡的过程。因此，从人生的径路来看，普遍客观的时间序列和人的时间感，其实是不完全相符的。我们可以理解时间序列，但我们无法体验时间序列。

从时间推到人，从人再推回时间，我们发现那个时间在不同阶段有不同的变化，所以时间序列若以人的角度看，也许更贴近所谓历史序列的概念。

我们可以从一个广泛角度谈时间，也可以将时间切开来分别谈个别不同时间的意义。人每个阶段，都有不同的生命主题，以及不同的生存任务。

如圣·奥古斯丁在《上帝之城》将人类历史分了七个阶段：婴孩时期、童年时期、少年时期、成年时期、壮年时期、老年时期、完成时期。你也可以有自己对于人生阶段的不同区隔，并于不同时段设定不同的短程、中程与长程规划和目标。

人生很长，分段之后，对于时间的细节掌握会更清晰，也更清楚每一段时间该怎么活。

§ **不要小看有意义的故事，一个在对的时间，出现对的内容的故事，足以改变人的一生！**

7. 每个人都是完整的主体——人有身、心、灵，世界有个体与群体，皆密不可分

法国哲学家萨特（Jean-Paul Sartre）认为人生只有一次，人是"向死存在"。

人生就是生到死的过程，但人生的意义由自己创造。在这短暂的一生，可以选择活出自己，可以活得很有意义，也可以活得很堕落、消极。

有人批评萨特是虚无主义，实际上，如果一个人活得很不踏实，甘愿活在他人框架的价值观底下，那是自我放弃，而没有真正活出萨特希望人能活出自我的意义。

从萨特对"人生即此生"的理解开展，苏格拉底于《申辩》篇中谈"未经反思的人生不值得活"便显得很有意义。反思是不时在自我与他人间进行，确认自己是否活得有德性，并且愿

意为有德性地活着，不惜放弃生命。所以苏格拉底表示：人生重要的不是生、死，而是"是否活得良善"。

苏格拉底塑造出一个崇高的理想人生，但人何以能这么活？圣托马斯在《神学大全》中说得明白：人有自由意志，且有理性来进行思考、判断。所以人不同于动物，人虽也有动物本能，但动物本能可以因为理性判断而受到控制。所以羊碰到狼，本能告诉它要逃跑。但人有理性，会权衡如何逃跑，权衡是否有比自己逃生更重要的价值意义。所以，有所谓英雄；有所谓牺牲；有所谓超义务的德行。故理性是人判断的天赋，而自由意志则是人之所以能做选择的另一项天赋。空有理性或空有自由意志，此存有便非人。

所以最高的理想是与时俱进，接续且同时批判传统、当下，引领未来的思想发展，且此发展是辩证、向上提升的过程。

以思辨自身与外在等种种事物的特性，又同时利用沉思找出问题的答案。前者向外，不与现实、当代的情况脱节，故哲学思辨得以与现世结合，走向实践；后者则是个人的思想活动，但不应过度沉溺于哲学沉思，忽略自己在历史脉络中的角色。

学者韦政通教授曾提到：

时空上保持着某种程度的孤立，是产生伟大作品不可或缺的要素；闭目静思片刻，我们当不难发现，世界上有某些东西其重要性远超过群众的短暂垂青。事实上，我们所受的痛苦，不在于神学信仰的贬值，而在于孤寂气质的消失。

对人生的反省，是为了了解根本的问题，但最终我们都必须了解到，我们自己得对自己的人生负责。既然来了，就别白白走这一遭。走出一条没有遗憾，对得起自己的人生旅程。[①]

◎哲学咨询动动脑——认识你自己

人同时是个体，也是群体，我们有自己的人格、意志与想

———————————

① 如果读者想要更了解苏格拉底，我建议可从三方文献加以参照。柏拉图的《对话录》，色诺芬（Xenophone）的《回忆苏格拉底》，以及阿里斯托芬（Aristophanes）的剧作《云》。故想要了解苏格拉底，主要得参考柏拉图的《对话录》，尤其是早期对话录，也就是柏拉图四十岁以前所著述，作为理解苏格拉底的思想上较能贴近苏格拉底本人的思想。故这里有一个问题值得我们注意：究竟哪些思想真正属于苏格拉底？哪些属于柏拉图？所以我们关注的将是柏拉图的早期对话录，参考西方学者罗素与中国大陆学者范明的分类法，早期对话录为《申辩篇》、《克里托篇》、《拉凯斯篇》、《吕西斯篇》、《卡尔米德斯篇》、《欧绪弗洛篇》、《小希庇亚篇》、《普罗泰戈拉篇》、《高尔吉亚篇》、《伊安篇》。

我们仍旧会阅读中晚期的对话录。但我们得了解其中理论或观点与中晚期对话录有差异，就笔者有发现之处会加以注明，以厘清两人思想差异。至于色诺芬所著的《怀念苏格拉底》主要谈论的是苏格拉底的为人，以及苏格拉底对于德性等非知识论体系的看法，仅仅只能作为了解苏格拉底的辅助。而阿里斯托芬的《云》作为讽刺苏格拉底的戏剧作品，欠缺理论性，故通常不被苏格拉底的研究者列为参考资料。柏拉图之后，在亚里士多德的部分著作，如《形而上学》与《尼各马可伦理学》亦谈到苏格拉底，可视为探讨苏格拉底思想，与其时代相近哲人记述的参考。

林林总总的资料，全部读过的学者也不敢轻易肯定有多了解苏格拉底，更何况有时我们对一个人的认知，仅来自未经检证又不够详细的信息。

法。可是我对自己的认识，是否真实无误呢？他人对我的了解，是否存在许多误解呢？和我最贴近的家人或朋友，会不会我跟他们相处的时候，总是特别放松，因而和多数人对我的印象不一样呢？

并且自我不但是生活于群体中的独立个体，更是一个会历经成长与再成长，延续性的生命体。我和过去的我有何不同？现在的我过得快乐吗？对于未来，我是迷惘的，还是有明确的目标和自我期许呢？

透过咨询，咨询师看到的，不见得是你自己所看到的，或是你的朋友与家人所看到的。但有时，我们自己会有视觉（心智的、情绪的、内在的）上的盲点，需要和旁人的想法参照。

因此我们可以试着来做这个表，好对自己，以及自己在群体中的角色有更清楚的认识：

	我的自述	朋友的描述	家人的看法
过去			
现在			
未来			
反思			

※ 注：表格格式只是参考，你可以创造自己的格式。

第二道彩虹

怀疑——打破旧观念

"无物存在；就算有东西存在，我们对它也一无所知；就算我们对它略有所知，我们也无法传递关于它的知识。"

——高吉亚斯

1. 狂妄的智者们——对与错就像日与夜，虽有不同，彼此间仅存在一线之隔

古希腊著名智者普罗泰戈拉（Protagoras）收了一个徒弟叫爱那特亚斯（Enathias），传授辩论术。授课前，两人签了合约：入学前先缴一半学费，另一半学费等毕业后与人辩论获胜才缴。爱那特亚斯毕业后，一直没缴另一半的学费。

普罗泰戈拉于是控告徒弟。法官面前，普罗泰戈拉对法官说："如果我胜诉，则根据法院的判决，爱那特亚斯必须缴交另一半学费；如果败诉，则根据合约内容，徒弟也必须缴交另一半学费。"

没想到爱那特亚斯跟法官说："如果普罗泰戈拉胜诉，我败诉，则根据合约我不必缴交另一半学费；如果普罗泰戈拉败诉，则根据法院判决，我也不必缴交另一半学费。"

智者和哲学家，两者是不一样的。

智者总是说自己对，并且努力让别人认为自己是真理的化身。

哲学家知道自己所知有限，所以努力求知，且愿意带领别人一起探求真理。

好比今日我们歌颂苏格拉底，但他的人生旅途却因为雅典人无法用开放的心去重新理解真理，反思自己过往观念的错误而终止。苏格拉底被判了死刑，理由是"不信神"和"蛊惑青年"。苏格拉底驳斥这两项指责，他信神，但他不像一般人以迷信的态度去相信，而是透过理性与智慧去验证，因义称信，而非因信称义。他更没有犯了蛊惑青年的罪，青年们崇拜苏格

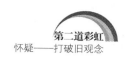

拉底的智慧，愿意追随他，成为他的弟子，就像孔子与七十二贤人，那是渴望求知的人拜于追求智慧的老师门下。

如同伽利略因为日心说驳斥了传统的地心说，受到天主教的迫害。苏格拉底百口莫辩，但他最终仍旧接受了判决。选择了和耶稣基督一样的道路。但苏格拉底不是殉教，而是为维护真理以身作则。

想要真正消弭心中的伤，扮演一位智者也许能够短时间用美妙的言语欺骗自己，但比不上扮演一位哲人，从真实的沉痛中学到教训，从黑暗中奋起，而不是安逸的沉沦。

驳斥他人很容易，驳斥自己的错误却很困难。

每个人都有一张脸，每张脸长得不一样，一样的是人大多不喜欢在众人面前丢了面子。

怕丢面子，便没有办法认清自己的本心。

上一章我们谈到理解与诠释，错误的诠释形同错误的理解，使真相被蒙蔽于错误的信息底下。有如"指鹿为马"，宦官赵高为了了解谁和自己站在同一边，谁又是和自己唱反调的政敌，于是在秦王面前牵出一头鹿，称此鹿为马，然后问在场文武百官，认为牵出来的动物是鹿，还是马。

说鹿是马的人，并非真的以为鹿就是马，而是害怕赵高的权势，或是为了讨好赵高，所以明明认识，却故意说谎，表达错误的诠释。

有心人刻意窜改了真理的面貌，如乌云一般把世界的真实面目遮蔽起来。

当今藏传佛教宁玛派上师法王如意宝晋美彭措仁波切弟子，希阿荣博堪布布道："我们所处的世界是我们内心的映射。我们的感受不离贪嗔痴，所以我们的世界叫娑婆世界，一个不离忧恼和缺憾的世界。感受，决定了我们处于怎样的世界中。"

好比写书法前，磨墨的时候，心象反映出磨墨者的心情。

焦躁、浮动、平静、快乐……各种情绪都会在磨墨时发现自己的动作与自我内在联系在一起。还没写字，书道的"道"便已浮现。

这也是写书法有趣的地方。

§ 口若悬河是一种能力；口无遮拦则是一种制造灾难的能力。

当我们的心灵处于痛苦中，最大的困境就是明明生活充满希望与阳光，但是我们看不见，毅然决然地将自己置于最幽暗的角落。好像只有在绝对的痛苦中，才能证明自己的痛苦是多么的深刻而真实。

在失恋的时候，适当听一些悲歌，让自己的情绪得到共鸣，然后在短时间内把悲伤加以宣泄，帮助自己很快地站起来，这是好事。但如果老是想着自己是世界上唯一悲惨的人，顾影自怜，久而久之；一个人的生存意志就会日渐薄弱，失去原先天性当中奋起的动力。

"转念"！

从自以为是的智者，转而成为以真理为本心的导师，谦卑的哲学家，乃是进行自我疗愈的哲学咨询阶段，最重要的法门。

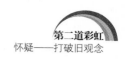

§ **你用自信的微笑向一天说早安，还是用凄苦的悲叹展开新的一天？**

这个世界是美好的，还是悲惨的？

自己的生活是阳光的，还是黯淡的？

心态，对于面对生活万事万物的诠释，阻碍了我们的理解。

失恋的时候，听了更多充满情伤的情歌，以为世界上的恋爱都是同自己尝到的滋味一般凄苦，把理智所认识到的真实面给抹杀，人就很容易往黑暗处里钻。

2. 苏格拉底——人贵自知，此外还需要自重、自爱

萨特在 *Search for a Method*(1963）书中，对于人身为群体中的个体存在者做了论述，人存在的孤独是一种无可抗拒的决定论："没有足够的东西给每一个人。"

§ **爱自己所爱，做自己所爱，就算输了比赛，也是自己人生的冠军。**

资源有限，但我们的心却无限。再多的东西也无法填补一颗贪婪的心，反之，只要有一颗惜福的心，我们能够透过这颗心看到无比丰富的一面。

试问："人生是否能够总是一帆风顺呢？"

是否有太多时候，我们老是顾着注意别人的好，而忽略了自己所拥有的？

做人有许多关卡，其中一个大概就是"满足"，人心像是一个深不见底的井，有时候真的怀疑要怎么做才能把井填满。

在台北读书、工作多年，偶尔会听到跟我一样来台北打天下的朋友，诉说当初来台北之前有许多憧憬，以及憧憬最后几乎变成泡影的故事。

飞散着，消逝着，破灭着，最后剩下的只是一个事实，就是"我在台北"。

在梦想破灭之际，容易使人想起家乡的好，老家的风光。

§ **与世无争，时间在那个境地有更多宽容，也显露出更多慈悲。**

曾有父母把他们眼中"顽劣"的孩子送到我的面前，在我与孩子面对面之前，也听了家长诉说许多孩子"不乖"的种种行径。对于家长的描述，我不会第一时间就下判断，而是让父母带着孩子一同进行晤谈。

孩子眼中的父母，以及父母眼中的孩子，晤谈往往会让双方惊奇地发现彼此间认知的差距。这份差距，很可能是父母自身幼年与成年之间观念转换而不自知的变异。

"为什么孩子要会这些？"

这个问题不只是问老师，也要问家长，更要问学生自己。

适逢圣诞佳节，我在 YouTube 上看到美国职篮 NBA 金州勇士队的球员献唱圣诞歌曲，从纯粹音乐赏析的角度，网友们的回应包括：觉得好笑、觉得惨不忍睹。也有人觉得很可爱，

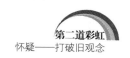
大多数的意见认为他们还是乖乖打球就好。

在教育现场，难免会看到一些怪兽家长，我不知道他们怎么会有一种观念，认为"孩子什么都要会"。给孩子补很多习，学很多才艺，每一科学科都为孩子树立一个很高的标准。

NBA篮球员的球技是世界最顶尖的，但有人会要求NBA球员同时也要是顶尖的歌手？厨师？航天员？还是诗人？

找出自己的喜好，了解自己的天赋，专注走一条自己的路，造就一个领域的成就，适才适性。什么都要做到最好，人并不是完美的神，人一生的时间和精力又何其有限。怪兽家长又何苦对孩子苦苦相逼？试问：你能用同样的标准要求自己吗？

跟孩子每天读书、写作业、练习才艺、学习外文的时间一样多，专注度一样高。要孩子成绩每科顶尖，那么家长自己在工作上是否也是顶尖的那一群？家长抱怨自己没有时间教育孩子，把责任都推给老师，同时花大钱让孩子学东、学西。

家庭该给予的安全感，与父母之间的亲密感，人与人相处之间的尊重、关怀。这些难道不比学各种才艺更重要？这些难道是花钱去学就学得到的东西？

希望孩子变成什么都要会的人，却又不负起自己该负起的责任。错误的观念加上错误的家庭教育，怪兽家长是教学现场老师的烦恼，更是孩子成长中的痛。

"孩子不用什么都会"，正如世界上没有人什么都会。给孩子成长的空间，让孩子能自由地呼吸。孩子，不是大人自我满足的工具。

逼迫自己努力地往上爬，与众人竞争，最后赢得的是完全胜利，还是面临人生更大的失败（为了事业目标牺牲健康、感情、延续家庭等代价）前，所争取的片刻宁静与喘息。

晤谈最后，父母想起自己不知不觉间从一位渴望自由的孩子，转变为一位钳制孩子自由的大人。

面对人生，我们应该要反省这一点，我们活着是为了成为职场拼命奋斗终生的工蚁，还是悠闲度日的海獭？

成年人要怎么为孩子们证明自己？证明长大之后的生活不一定会变得更糟。

长大有长大之后的希望、长大之后的快乐。

冲击，无所不在。

观念的落差、城乡差距都使我们发现世界与我们想的不一样。

那个冲击，不是单纯的撞击，而是坠落，从理想的高处坠入现实的谷底。

尽管如此，我们还是要去寻找一条道路，学习面对成长的冲击，以及这个世界的不完美。

不完美的世界中，我们亦是其中一分子，不完美但存活着的存在者。

至此，我们发现不完美不见得是一种罪。

因冲击而受伤，那不可耻，拥有血肉之躯才是人。

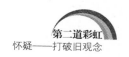

人的不完美，使人愚蠢之余还能懂得一丝怜悯，对于自己、他人与整体的人。

转个念，痛苦中也能见证到奋起的力量。

3. 无知之知——了解自己当从否定自己开始，否定不意味着贬低，而是厘清新生的起点

一位担任某基金操盘手的朋友跟我说了这么一个故事：

两位经济系学生要去找教授，经过校园，不远处看见地上有一颗烂苹果。

甲对乙说："你吃了它，我给你五千万。"乙吃了。

继续走，又看见一烂苹果，这次乙对甲说："你吃了它，我也给你五千万。"甲吃了。

两人在回家路上都很郁闷，觉得自己没得到半点好处却白白吃了一颗烂苹果。到了教授那儿，教授听了两位学生分享方才干下的蠢事，竟拍案叫绝道："两位真是经济系的奇葩，你们刚刚为国家贡献了一个亿的 GDP！"

§ **不顺心，不是你的生活出了问题，而是你的生活方式出了问题。**

有人问我："面对可能的伤痛，应该了解现实？面对冲击？还是安慰自己未来将会一帆风顺？"

我想起古老的箴言："幻灭是成长的开始。"

§ 幻灭是成长的开始，但幻灭很痛苦，你确定自己准备好了吗？

人生有许多滋味，不只是好的以及不好的；未来的选择有很多，不只是往东或往西。

有些人终其一生想要的是清楚明了的指引，对于人生的种种问题，提问："为什么不给一个直接的、唯一的解答？"

然而，很多事情是要亲自走一遭才能看得清楚，也才能和自我对于人生的假想与幻想进行辩证。

"宽容而开放"，面对自我，何尝不是如此？

假设我们试图透过各种方式来模拟：人像是什么东西。有人可能会说："女人像云，捉摸不定。"可能有人会说："男人像狗，闻到'好吃'的就过来了。"

我说："人就像气球。"

有的气球，自我膨胀到一个程度，爆炸了。炸掉之后的气球剩什么呢？就剩一面皮，遇到好人会把皮缝补起来，气球还能继续充气。但缝补过的气球能充的气就比不上过去了，更容易爆炸。

每次爆炸，气球就减损一点分量。爆多了，恐怕就再也补不回来了。

就剩下皮。

这时候气球可能会想："当初如果不要充太多气，看起来

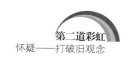

似乎软软的，好欺负，没那么显眼。"

但不充气的气球，也不会有人说：这不是气球。

《道德经》所谓："生之，畜之。生而不有，为而不恃，长而不宰，是谓玄德。"正是这个道理，人生在世不一定要持有很多，一旦紧抓太多东西不放，无法疏通，身与心超载，就会爆炸。

§ 心力就像打火机里头的硝化级二甲苯，就算你不用，还是会随着时间慢慢消逝。

理想，是的！理想或许值得我们暂时迷失自己，像是为了赶案子通宵熬夜，或是为了探访而深入险境，但不表示应该永远使自己迷失于过度对于未知理想的执着。

生活越来越忙碌，人们互相问对方："过得好，还是不好？"当一个人回答好，或者不好，或者很不好，这些答案在我看来都不错。可是当一个人忙碌到连自我感受自己好不好的空间都没有，这比觉得不好更糟糕。

从存在论的角度说，这个主体的主体性已经失落（lost）了。

什么是失落？

失落就是跌进一个黑暗的空间，失去的是自我感受、认知，就像在没有光的房间中，就算有镜子，你也不可能看见自己。

忙碌于追求理想的道路，忙碌于生活琐事，我们不时问自己："我是朝向目标在努力吧？"、"可是我真的有因为努力而前进吗？"但以上两个问题都比不上另外一个问题重要："我朝向的目标真的是自己要的，且正确吗？"当我走在这条路上，我以为会通往某处，也许是一个人的心房。可是我却失落了，那么我的失落会有终点吗？

燃烧自己，精神的与肉体的，我体内的硝化级二甲苯什么时候会燃烧殆尽？

也许就是因为我已经失落于黑暗中，所以才需要这么做，因为唯有照亮幽暗的洞，我才能见到自己的本真，好问自己："这就是你要的吗？"

4. 洞穴之喻——光明处见幽暗，幽暗处见光明

柏拉图在《理想国》一书中写了一个故事，用来说明真理与虚假幻象之间的区别，"洞穴之喻"：

设想在一个洞穴中有一批囚徒，他们自出生就被锁链绑住头部和四肢，故不能转头，看不到彼此，只能观看眼前一面墙壁上的影子。

在他们后上方有人造了一堵矮墙，人们架起各种不同的器具晃动，而火光则把器具的影子投影到囚徒面前的墙壁。

囚徒们自然而然认为影子是真实的事物，还为了不同的影子，以及影子出现的规律等等给予不同的名称与意义。

有一天，一位囚徒偶然下挣脱枷锁，他首先转动头部，看到造成影子的火光与器具，经过观察发现原来墙壁上的影子根本只是被操弄的幻象。然后他顺着小径，慢慢爬出洞穴。太阳光让习惯黑暗的囚徒睁不开眼睛，最初他因为眼睛的痛苦，一

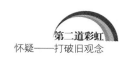

度想要回到洞穴。过了一段时间，他的眼睛适应阳光，本来只能看着事物在水中的倒影，慢慢才能抬头望向周遭事物，最后甚至能直视太阳。

了解真理与幻象的囚徒，想起洞穴内活在幻影中不自觉的同伴，他决心回到洞穴解放他们，让同伴也能认识阳光底下的真实世界。

§ 处处修行，处处禅机；处处禅机，处处修行。

站在哲学门外的人难免怀疑："哲学是否可以实践？"

我可以肯定地说："读了哲学书、学了理论，跟着要追求哲学实践，也是人生实践。"哲学绝对可以实践，重点是学了哲学后，要问问自己该怎么运用于人生的道路上。哲学咨询，也是一种实践，自我开展漫漫人生路。

人出生，上天就赐予我们追求幸福的两项工具："理智"与"情感"。

理智，包括吸取经验和识人能力的培养。当然我们可能很难一下子就了解一个人，但至少可以逐渐培养这方面的能力，减少时间且避免伤害。

情感，人有互相关怀与关心的情感，但不能滥情。所以同情心不能离开同理心，没有理解的同情，也许乍看之下很美好，实际上却可能只是满足了自我情感的抒发（譬如放生），却造成更大的伤害（随便放生造成环境保育问题）。

所以，理智跟情感必须结合。清楚表达自己也是一种理智的表现，而尽管没有特别的情感，在对的时间点伸出援手，比起平常略施小惠更重要。

感情必须经过风雨考验，才能验证。而每一次的验证都应该成为我们继续面对未来的经验，并从经验中得到更多这方面的智慧。如果你今天识人不明，让自己遭受伤害，最后能怪谁呢？对对方有过度的幻想是一种识人不明的表现，一开始预设对方太差劲也是。

最后，不管是理智或情感，都还是由人的意志去执行。所以可能一个男人明明一再劈腿，他的女朋友却选择不离不弃，我也不会说这个女人的选择是错的，但你问我：她笨不笨？我会说："很愚蠢。"有些人却过度美化类似这种形态的愚蠢，这是非常危险的。如果这两个人生下孩子，那个孩子想要过幸福的家庭生活，试问：谈何容易？

我想起一部日剧《不开心的基因》：

剧中，男主角是花心但天才横溢、获奖无数的环境学家；女主角是质朴、少根筋，非常热爱大自然与研究的学院研究生。

两人曾经在国外留学时期交往，最后因为男主角的花心而分离。但也许是孽缘，多年后两人在日本相见，再次坠入爱河。这一次，男生痛改前非，两人好似再也分不开。

但就在最幸福的时候，女生为了研究，毅然决然放弃与男生共结连理的机会。

故事的结局，女生已经是名满天下的学者，在国外搭乘黑头车正从一场晚宴离开，突然收音机响起熟悉的曲子，引着她想起和男子共同的回忆——两人最后一次见面，不知道

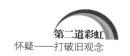

是多久以前。他们互相问对方好不好，此时女生还是孤家寡人，而男生身边有了陪伴他的另外一位女士——然后在女主角似乎因回忆而难以自已的表情中，片子走向结束，黑头车隐没于街头。

任何选择都有代价，因为当你选择走这条路，不可能同时走另外一条路。这是人类的有限性，受限于时间与空间；大公无私、最符合伦理法则的选择，或者是充满英雄主义与浪漫情怀的选择，没有一种选择可以因为这个选择似乎在社会与群体间的评价比较高，而因此就能够说是最好的、最完美的。

很多大众鼓掌叫好的选择，是因为他们根本不会去做，就像网络社区上的人们，躲在屏幕后，用键盘大声鼓噪，怂恿他人去作那些极端的选择。

像是学生喜爱的网络论坛，经常看到有些网友在没有透过理智思考，以及感情同理的情况下，随意就在一则可能本身有些偏颇的新闻报道中，大声斥责触犯法律的对象去死，好像除了抹杀对方的存在，没有其他解决办法。但他们忘了自己成长过程中，家长、老师、社会，多少人原谅过他们多少次过错，给予他们多少次机会。

当人们以"完人"的标准要求别人，他的主体意识并没有意识到自己是什么样的一种有限主体。

如果社会真的如同某些网友鼓噪罪与罚的方式运作，生命中改过与自我成长根本没有意义，反正犯错的人就失去生存的权利，只要加以抹消便能解决社会问题。

相反地，真的有人为了理想而抛弃一般人往往会选择的道路。正如一位热衷研究的人舍弃了恋爱与婚姻，现实中确实有这样的人。从某个角度来说很伟大，从另外一个角度来说又有点悲惨。他们的一生奉献给了理想，但理想可能回馈他们什么？晚年孤单一人的时候，奖杯、奖状或是荣誉，这些可能陪伴一位独居老人用餐、说话？当然，对于热切于理想的人，也许他早已了解这些代价，并且以为自己可以承受。

然而，人究竟能够承受什么？是否真的能够承受真理之光？

肉体，我们可以用科学与医学来了解人能承受多大的压力。心灵呢？心灵可以承受多少压力？被压垮的心灵又要怎么样才能拼凑起原先的样子？

我们身边存在许多有智慧的人，那些饱览数十年人生阅历的老者们。

他们经历了许多，付出了许多，从他人身上看到了许多。

我们得理解，当一个人把自己视为走向终生的另一半，他此生将注定孤寂。因为无论跟那位另一半要得再多，也只能获得另一个孤独的自我。整体大于部分的总和，我们的另一半，那还是孤独的、不能分割的一个主体。

柏拉图的洞穴之喻，走出洞穴，如同走出自身设下的迷障。破除自己给自己的错误解释、怠惰的理由，以及把自己的恶行合理化的借口。真理就在洞穴之外，破除以过度的自以为是所构筑的高墙，才有重生的希望。

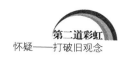
5. 认识你自己——我有优点，也有缺点，和所有人一样

"咨询"是一门广结善缘的学问，在一个会议场合，一位事业上颇有成就的青年创业人同与会贵宾座谈。座谈结束后，我和他闲聊，下台后，他的眉宇间没有台上那般充满自信的光芒。果不其然，是内心的阴霾使得他闷闷不乐。他对我说："我的女朋友有一天告诉我：'我看得到你的成就，但看不到你的灵魂。'我不懂这是什么意思，只知道听了之后，我没有一时半刻开心得起来。老师，你知道我女朋友为什么要跟我说这个吗？"

我着实思考了一会儿，但没有很久的时间，因为我清楚这一点，他的内在很敏锐地察觉到自身的缺憾，颇令我意外，也很惊喜。

我跟那位青年创业人说：我曾读到一篇文章如此说——

以前认识朋友，都先给对方打 80 分，对对方掏心掏肺地说了很多真话，没有什么保留，结果慢慢发现对方并非当初以为的那个样子，开始扣分，但往往这时候伤害已经造成了。譬如可能对方是个喜欢加油添醋的广播电台，你对他说关于自己的一些私事，很可能早就被他宣传得面目全非。

后来经过许多教训后，我认识朋友都从 50 分开始算，感觉越来越好，慢慢往上加，见到很差的部分就扣分，到了一个底线就不会再跟这个人交朋友了。

我在研究所见过一些研究生，有的人是真的为了学术研究的热忱念研究所；有的是为了逃避兵役；还有的是不知道出社会该做些什么。我是出社会后，又回学校攻读博士，我在社会上学到很重要的一件事——学校里头比社会单纯。

回归校园生活，但学校有比较好吗？有的，但我认识人就变得很保留了，因为不是每个人都彼此适合交朋友。

有些事情已经跟以前不一样了，但有时候为了生活还是得装得跟平常一样，这也是没办法的。

就是这样，我们在人生中会发现跟许多人虽然算认识，但还算不上是朋友。交朋友一点勉强不来的，一切顺其自然。但敞开心胸，以至于能见到彼此灵魂的路，同样也只能顺其自然。

也许我跟某个人永远话不投机，但只要自然而没有勉强彼此的情况，那也很好。

当我们发现一个人于人际相处方面保留太多自我，很有可能是因为过往不好的经验造成他在心的边缘筑起一道道高墙。可能他发现曾经尊敬的老师，其实跟贩夫走卒无异，甚至更糟！可以在没有查证的情况下，对其他人讲学生的八卦，并且因为教师本身的权威性而造成一种似是而非的印象，最终造成对学生的伤害而不自知，并且那伤害是长久的，以年计算。

表面上，人人都是演员，得在社会保持一切安好的假象，尽管内心早已燃起熊熊怒火。为了未来，为了所谓的"大局为重"，和在社会上讨生活的其他人一样，咬牙忍着。

因而人的灵魂并非对所有人敞开，因为傻一次是天真，傻两次是下不为例，傻三次就只能怪自己愚蠢。

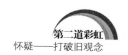

§ 过去的旧经验，是人面对未来最好的老师。

我们都得随时检视自己的价值观，想清楚自己是不是能够承担那个代价，包括孤独、义无反顾、舍弃与自我封闭。有些代价当下觉得没问题，也许未来就不见得了。

我记得一位在科大应用外语系任教的老师，他年轻的时候有段时间吃太多泡面，把胃吃坏了。但那时候他是因为在重考班每天拼命念书，懒得找吃的，所以经常吃泡面，最后他考上台大外文系。试问：为了一个理想赔上健康，值得吗？

从柏拉图开始，哲学家将精神与肉体加以区分。作为整体的部分，精神与肉体的差异影响了人存在的方式与价值。

所以肉体比较低层次？精神比较高层次？

这不是我用以区分两者的方式，但就形而上学的角度，对观念论与唯心论者而言确实如此。

你在忙碌一天后，试着在疲惫时好好感受，你会发现以下之间的差异："体力赶不上脑力，脑力赶不上意志。"

想做的事情很多，真正在执行的事情也很多，可是肉体先疲惫了，但意志还是坚持着。然后连脑子也开始发烧，这才了解所谓的疲惫确实存在。

疲惫是一层一层的，体力可以靠休息来恢复，脑力也可以依靠休息来恢复，但意志呢？

意志却是沉沦下去，可能纵使拥有完善的肉体与大脑，却再也没有办法发挥其潜能。

可是当意志过度地驱动肉体运转，肉体没有办法超越肉体限制，这时候我们发现肉体可能就走向尽头。

尽头的另一端是不可逆的，一旦踏进就回不来。

有人踏进去了，成为永恒的神秘。

但若我们不想成为永恒的神秘，我们又如何知道自己的极限在哪里？

当极限来临之前，其实我们对自己的潜力一无所知。

故萨特说：人不能了解死亡，因为当死亡来袭，我们也不再是人了。

§ **当旧观念被打破，谨记：为所当为，择善固执。**

6. 人皆有灵魂——为什么要怀疑？因为肉眼看不到的，不表示不存在

§ **孩提时，对外在一切皆保持好奇心的纯真，那便是哲学的开端。**

开启真我的方式，只要有用的，都应该尝试。佛陀面对生死而顿悟，我也曾把面对生死的关头，移到咨询的场域中。

有一次我面对一位咨询者 Mark，他是一位做任何事情都很认真的人，可是认真之余，他对自己赚钱该怎么花，该如何在工作之余有所娱乐，一无所知。他表面上很快乐，但快乐都来得很短暂，逐渐他觉得生活索然无味，就像一碗清汤。

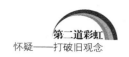

经过一阵晤谈后，我请他为自己写一封遗书。

Mark 从来没有意识到自己哪天可能会死，所以写遗书对他来说是个困难的课题。但正是面对困难，才能激发一个人认真思考。

一周后，再次见面时，Mark 的面容显得因为思考而疲倦，但双眼却炯炯有神，充满对人生有所把握的坚定感。

Mark 跟我叙述一周以来的心路历程：

最近想到不知哪天可能会突然暴毙，便提笔把遗书写好。

写的时候我想起，其实我大二不知道是水土不服还是什么原因，生了一场怪病，去哪里看医生都没有用，还去医学中心做了好多检查，也检查不出所以然。

永远都忘不了，就只是在火车站附近喝了一杯咖啡，觉得有点晕，然后躺在骑楼的长椅上冒冷汗睡了一觉，那是连续将近半个学期的严重晕眩症，除了躺着会好一些，只要坐起来就晕到不行，遑论走路。

那时候，好朋友偶尔来看看我，送饭给我吃。我那时候写了一封很正式的遗书，拜托朋友：如果我死了，请帮我拿给父母。最后这封信，不知道好朋友扔了没有。也不知道他有没有偷看，里头都是很真实的自己，一半的篇幅在忏悔；一半的篇幅交代我拥有不多的种种事物要怎么处理。

课业、打工、网络游戏跟恋爱，这生活当作跟网络工程师致敬。有时候也会想要是什么都不做就好了，忙碌的课业对我来说就像是一种自我疗愈，恋爱和游戏抒发了我的情感，打工赚取我的生活费，而生活费同样可以换来稳定的心理感受。

这一封，忏悔的部分少了，要处理的事物也少了，唯独感谢的部分多了。多年过后，能接受自己的部分更多、看得开的人事物都比以前增加，虽然还有遗憾，但我慢慢发现能"带进棺材"不啻是一种好选择。

§ 误以为说再见很容易的人，没有真正遇过生离死别。

说再见，不容易。

还记得几年前，有一位在医院担任护士的年轻朋友，明明上周还跟她聊 MSN，她谈到最近因为 SLE 住院，没想到刚刚就收到消息，不到半个月的时间，从发病、诊断出该病，很快地再高烧不退，陷入昏迷后不到三天便蒙主宠召。

我记得最后她好几次说过工作很累，想要放弃护士的工作，不过家人都认为放弃铁饭碗太可惜，因为医院正职护士可是公务员。但医学中心的护士可不是轻松的工作，得用相当大的体力与精神力赚钱。

还记得前两年朋友终于买了一间属于自己的小窝，在台北终于有了一个家，也期待出现一个可以照顾自己的人，可惜看来这个小窝接下来将空空荡荡，因为主人不会回来了。

二十五岁不到，还未见证过人生四季变化的美景。认识到结束，几年光阴，一个朋友从学生到出社会，到死亡，如此短暂地匆匆结束一生。

每个离别，都会让我们学到：有些东西会因为死亡而毁灭，有些东西不会。如果我们在活着的时候就能把握那些不会死亡

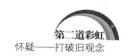

的东西，像是希望、勇气、坚定，种种使灵魂美丽，使一个人的存在价值超越肉体存在于世间，短短数十载的光阴，我们就能活得跟庸庸碌碌的人不一样，活出理想的自己。

于北美研究哲学咨询二十年以上的学者 Peter Raabe 曾表示：对于一个念哲学的人，往往能轻易了解他陈述的概念。但若将社会科学与心理学的咨询方法拉进来，其中就有一道不矮的城墙。这个城墙不是为了保护任何一方，而是为有所区隔。

有趣的是，两方的目的都一样，都来自一个善的出发点——为人提供医治。而这个医治并非是针对肉体，而是心灵，甚至是灵魂。

这使我想起古罗马哲学家波爱修（Boethius）在《哲学的慰藉》中的譬喻：

许多人扯下哲学女神的衣服一角，然后就宣称他们手上握有的那一小片写有哲学文字的衣角就是真理。是的！那是真理的一部分，但不是真理的全貌。犹如瞎子摸象，那只是整体的部分，可是有些人相信了，甚至将握有衣角的人们视为先知、圣贤，跟随他们。

一般人跟随的不是真理，而是把自己片面的理解自大地诠释为真理全貌的人。人的心灵理当是纯粹、单一与纯净，可是是否就如白衬衫，那片白有可能印上各种颜色，各种印记，宛如洛克（John Locke）描述：人出生时，内心就像一块"白板"。

那些需要医治的心灵，咨询的工作是否就是为他们洗净那污渍，或是帮他们接受一件不干净的衣服，仍旧是一件衣服？

没有一个咨询师可以保证自己能处理所有的个案，正如哲学家虽对一切保持兴趣，但不等于哲学家就是万能的，能解决所有问题。

所以哲学重要的是态度，一个开放性能够接收与吸纳各种说法与理论，并且加以咀嚼、沉思，然后反刍，乃至利用。

这有时候需要返璞归真的功夫，让自己回到最原初的求知状态，一种无知之知。

7. 知行合一——用行动证明存在的价值

等待，人为什么要等待？

等待能够获得什么吗？

有的人等待的时候就只是沉静得像块石头，等待时间将自己风化；有的人一边等待，一边有所行动，他的等待是积极的。但这种积极是为了排遣等待的寂寞，还是真的有一个很明确的目的呢？这个可能要问自己，也可能需要一个了解自己的人来点破自己的盲点。

在镜子中看见自己，那个自己是什么样的形象？

在那个人眼中的自己，又会是什么样的一个人？

当我们的感情投注在自身之外，灵魂好像有一部分不再属于我们自己，我们不再能控制自己流泪、欢笑。从这个角度来说，或许真的有灵魂，真的有上帝，使得我们发现自己的一举一动不只是由自己掌控。甚至我们会相信命运，因为命运虽然让我

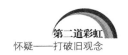

们迷失，却也给了那让我们迷失的对象。

等待不好吗？

等待有积极的，也有消极的。积极的等待有如越王勾践卧薪尝胆，等待是在蛰伏，准备再次跳跃的动能。消极的等待就只是虚掷光阴，浪费时间。

有实际行动的等待，才能让等待的时间流逝也成为有意义的作为。

禅门有个公案：

一位衣衫褴褛的乞丐来到荣西禅师面前哭诉："我们家已经好几天没饭吃了，上有老父母需要奉养，下有孺子需要照顾，一家人眼看就要饿死了。求师傅慈悲，赏我们几口饭吃。"

荣西禅师面露难色，佛门中人慈悲为怀，但连年旱灾，寺里上下也是有一餐没一餐，朝不保夕。

苦思间，突然荣西禅师于大殿一望，见到被香火供奉，镀了一身金箔的佛像。他立刻毫不犹豫地拿出刮刀，将佛像上的金子刮下数十片，交给乞丐，说："拿这些金子去换食物，救救你的家人吧！"

乞丐见到金子是荣西禅师从佛像身上刮下来的，又是感激，又是敬畏地说："我怎么能收佛像上刮下来的金子？这对佛祖大大不敬啊！"

荣西禅师的弟子也忍不住搭话："佛祖身上的金子就是佛祖的衣服，师傅怎可拿去送人？这不但冒犯佛祖，更是对佛祖的大不敬！"

荣西禅师对众人说："我佛慈悲，肯用自己身上的肉来布施众生，更何况只是他身上的衣服。救众生脱离苦海，正是我佛心愿！眼前这家人就要饿死了，即使把整个佛像的金子都赠给了他，也丝毫不违背佛祖的慈悲心！如果我这样做要入地狱，只要能够普度众生，又有何惧？"

§ **"人生在世，必须善处逆境，万不可浪费时间，作无益的烦恼。"——美国作家马克·吐温（Mark Twain）**

"啊！你知道我以前有多厉害吗……"

"你那个没什么，我以前……才真的屌！"

"你那个有什么了不起的？我也会。"

"对啊！没什么嘛！"

以上这类对话，老是出现在生活中，你选择响应，还是沉默？

个体似乎都难以拒绝被特别化，并且此特别化必须是特殊的，且必须是出众的，借以显示自己的存在。并且此存在样态只有"我有"，其他人都没有，不然就是比自己差。且无论那个人所说的是真是假，那都已经过去了。是的，重点是"已经过去了"！

我曾听一位老美和一位中国人在辩论谁的民族比较伟大，老美讲了一段话：

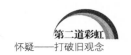

我以前常听中国人告诉我：我们祖先发明了指南针、火药和造纸术。但我只有一个感想：so what？现在有 GPS、有原子弹、有电子书，难道这些都是中国人发明的？中国人现在还在依靠指南针、火药和造纸术而活吗？

他的话是有些偏颇，否定了历史的连续意义与价值，但另一方面他说得很对，华人缅怀过往的能力还真是不在话下。

但是人活在当下，民族也是，国家亦然。

如果食用过去的影子就能哺育现代，那倒还说得过去，但实际上我们只能为当下拼命，为未来不断耕耘。

你还活在过去吗？

你的热点还在过去吗？

如果是，那你已经是个走下坡的人了。

一个往下走的人，要如何追赶不断往上冲的人？

交集存在于过往，但下一个交集将因为两人方向的不同而永远不会出现。

不要让自己往下走，就算偶尔堕落，整体来看也必然往上，

不然你将会被抛弃，你将活在过往，而不是现在。

最可悲的，你已失去未来。

这表示我们都不应该看过去吗？

不，过去当然值得我们回头看。就像历史，我们可以从过去吸取许多教训。当然，有些美好的回忆让我们的心灵能够得到温暖。但重点是不要活在过去，不要过度地缅怀过去的美好而失去对当下的努力，以及对未来的追寻。

从另外一个角度来说，当我面对自己，我见到的正是一个从过去连绵不断的一条线，不断累积而成为的当下的自己，当下的我。

毋宁说，你应该要思考与看待自己过去的态度。

再一次，对于那些应该摒弃的某些过往片段，错误的旧观念与成见，沉静而坚决对曾活在迷茫偏见之中的自己说："已经过去了！"

◎哲学咨询动动脑——人生就像一辆列车

人生是一条以时间为经、事件为纬所组成的一个故事。

时间不断驱策人生往前推进，但透过幼年、少年、壮年、老年等等不同阶段、不同事件累积起来的经历，我们的人生有了个别特殊的意义与价值。人生又可以譬喻如一辆列车，列车前后车厢象征不同人生阶段，车厢内放入不同货品，那些东西告诉我们人生不同阶段的不同期望、选择与结果。

因此我们可以试着填入这辆时间列车车厢的物品，检视自己一路走来，哪些不该放弃的放弃了，该留下的却没有留下，未来车厢我们该放入什么，能有一个更清楚的认识：

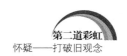

过去	现在	未来
过去我装了哪些货物，可能是未实现的希望，可能是曾经做的决定。把它们写下来	相较过去，哪些货物还留着呢？现在的我是否装了新的货物？哪些货物我打算带到未来	未来，哪些货物会跟着我？哪些货物是想要实现的梦想？持续进行的计划？或是放不下的遗憾

（　）	（　）	（　）

　　※ 注：表格格式只是参考，你可以创造自己的格式。车厢不够，可以自己加挂车厢，车厢太小，可以画一个更大的车厢。车厢可以表示各种不同的阶段，譬如："刚交往、交往迄今、未来的打算"等等。

第三道彩虹
探索——寻找更多可能

"一种对象可以看得见，其唯一证据，便是人们确实见到它；同理，任何东西是可欲的，其唯一证据，便是人们确实欲求它。"

——穆勒（J. S. Mill）

1. 吾爱吾师，吾更爱真理——以不变的真理，导正变异的人心

有位朋友，爸爸四十几岁好不容易有了他，妈妈却在他小时候就死了。他是很没有安全感，人生又过得很挫折的一个人，现在天天提心吊胆地担心快七十岁的父亲会离他而去。

有位朋友结了婚，有了孩子，却告诉我：她对她的先生没有爱，爱都在孩子身上，她的人生已经等于为孩子而活了，但她似乎打算就这样下去。

有人跟老公打了超过五年的离婚官司；有人到现在三十岁却始终被女人拒绝，好人做尽；有人才刚开始筑梦就失去生命……

为了与生命的脆弱与人生的不可确定性对抗，人们不断寻求各种能够依赖的浮木。坊间会有那么多心灵励志书籍，这也是原因之一。

然而，我们经常在电视上，看到西装笔挺，学历又是留洋，又是博士的"老师"、名嘴和专家学者们，在电视上就不同的政治立场斗争，胡扯些有的没的，甚至说些未经求证的八卦。看似读过书但却没有让这些人比较成熟。这也就是为什么政客、名嘴的形象往往会受人争议，甚至蔑视。

每个答案都要求完美，却不知道自己到底能不能实践这个完美的答案，不知道自己的未来，这有什么用？大学考试的一百分，无法成为人生的一百分；出社会的一百分，无法等于做人的一百分，无法替代亲情、爱情、友情的一百分。

当我们发现现在越来越多年轻人延长生命中读书与准备考

试的时间，用在考研究所，以及公务员考试。越来越多人发现这对于社会造成的问题。就我看来，问题就在于过往社会价值观赋予研究所太多幻想，同时抹去自己脑中对人生的想象，以公务员职业为一份放弃梦想、丧志的职业。人一方面希望要抓住虚无缥缈的幻想，另一方面又与梦想保持距离，探究两种现象的原因，可说是殊途同归，年轻人心底难以满足的正是社会所无法给予的安全感。

所以我们发现经济富裕，但经济不能转为完全的安全感。

我想起以前见过一位私人公司的总裁，典型的暴君，责骂部属不心软，开除人不手软，但其实他也是个没有安全感的人，所以他总是情绪不稳。赚了好几亿的财富，买不到安全感；买不到平和的情绪；买不到内心的平安。

你，我的朋友，你对未来清楚吗？你了解自己吗？你是否不安呢？我发现我能帮助别人的部分实在太少，因为我能帮助自己的也不多。但我们必须活着，大概要活着。

活在惊惧中，人生怎么能活得自在、幸福？

人生也有所谓的季节变换。

春天、夏天、秋天、冬天，这是一趟人生的旅程，而在这其中，因为阶段不同，而有不同的心境。

春天，在人生四阶段中，看似特别短暂，因为太美好了，而容易让人忘记它会过去。当我们发现，春天往往已经走到夏天，夏天是轰轰烈烈的日子，让我们勇敢地对抗时间。

走到秋天，我们开始学会沉潜，并且就算我们不喜欢，我们也将发现自己不再有热力。然后从秋天开始，我们终于意识到：冷冽的冬天即将来临，人生将有终点。

这一刻，海德格尔所说的、萨特所说的不再只是哲学箴言，人是"向死存在"，唯有当我们真正面对死亡的时刻，才能明白我们在秋季，并即将走向冬季。

从某个角度看，现代人做了很多损毁自己幸福的事，给自己最少的睡眠，去换取最多的工作量。很贪心地把所有可以掌握到的工作都跟得很紧，并要求自己面面俱到。

不利己的生活态度，到底是比其他人更能享受春与夏的滋味，抑或在过度损耗下，将使秋冬更早地来到？

哲学家黑格尔（Hegel）、斯宾格勒（Oswald Spengler），他们认为历史是有脉络的，所以可以从现存的与过去的历史推估未来历史的走向。

对于未来，人除非有预知能力，否则不能全盘知道，也不能完全清楚。

可以肯定的是，并非每个人都有权利享受四季，有人在最美丽的春天便戛然而止。

你呢？你能够稳稳地走向冬天吗？你有机会见到雪景吗？你会在秋天之前发现自己其实没有欣赏落叶的时间吗？

面对"我会死"的结局，你放不下，因为活着有许多事情无法不在意。

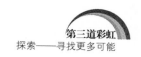

对于工作、对于生活、对于某些人。

§ "道之大原出于天，天不变，道亦不变。"（《汉书·董仲舒传》）

汉朝大学者董仲舒杂糅儒、道思想，著《春秋繁露》，他认为大自然有一个不变的大道，尽管人本身复杂、多变，可是道本身不会变。譬如三纲五常，人与人良善的人际网络，有助于社会发展，至少这一点他认为是放诸四海而皆准的道理。

古希腊哲学家普罗泰戈拉认为："人是万物的尺度。"苏格拉底对此提出批判，就像瞎子摸象，每个人都摸到大象的不同部位，于是摸到象鼻的以为大象像是水管；摸到象腿的认为大象像根柱子；摸到象牙的认为大象像根长矛；摸到象尾巴的认为大象像根绳子。实际上，大象的样子并不因为每个人看到的观点不一样，它就变成每个人以为的样子。

人的认识能力有限，难免会犯过于偏颇的错误，但是因为真理不变，所以只要愿意花时间探索，就能逐步揭开真我的全部面目。

圣雄甘地说："找到你的目的，意义就会随之而来。"

追随不变的真理，远比追随各怀鬼胎、各有心事的人来得安稳，而不是在怒海中翻来覆去。

2. 漫步在云端——探索是追求更高的境界，而不是漫无目的行进

大陆与台湾，两个失落的"80后"（意谓 1980 年后出生

的一代）。

2011 年 9 月，"茅盾文学奖"得主莫言在接受记者采访时候评郭敬明说："如果依靠写作去买房子，现在真的是很难的事。靠写作过上像郭敬明的生活，全国估计也就只有郭敬明了。"

大陆的年轻人有自己的文化，有自己的认同。他们有所谓"80 后"作家，代表的是年轻人的文化、思潮和活动，他们对政治懵懂，对腐败恨之入骨，并且经历了中国最快速的一波资本主义钱潮，但是大多数年轻人只能眼巴巴看着大多数的钱被少数人赚走。

台湾地区年轻作家要写出同样的共鸣不容易，台湾"80 后"的年轻人出生富足社会，享受民主的果实。说真的，台湾真的那么适合搞艺术，我认识好多朋友书念得不行的，或不想念的就想搞艺术，到底是真想，还是只是逃避现实，很难说。

台湾的年轻人对比大陆的年轻人，呈现出另外一种彷徨。

至于彷徨是否能迸发出力量？"80 后"该何去何从？

只有年轻人自己去体验、去受伤才会知道。可是与此同时，已经不年轻的老一辈，可否在面对年轻人时设想年轻人的处境，回忆起自己也曾经年轻？

我记得一个朋友跟我说过的经历：

台中某位大学教授，跑去台中某车店跟老板聊天，竟然批评起老板做生意的方式等等。老板对教授说："你用你五十岁的成功来论断我四十岁的成就，你怎么不想想自己四十岁的成就跟我现在的成就到底孰高孰低？你怎么知道我五十岁，也就是你现在这个年纪的时候成就会比你差？"

圣·奥古斯丁说："信仰需要理解。"

我相信："爱也需要理解。"

有天晚上，我站在教室讲台上，我设想台下空无一人，想象自己可能是道生或圣芳济。但我不是他们，他们也不是我，我台下并非一群顽石，亦非占满鸟儿的枝头。我面对的，是学生，这不是一个量化的名词。一个学生，两个学生，三个学生，都是学生，而我虽然是一个人，名为教师，但两方均等。

什么均等？是灵魂。

我们都有灵魂，那纯粹的精神实体。共同朝向真理，所以我们不是老师与学生，而消融为走在真理之路上的伙伴。

多么理想化的一种说辞！

但我正实践着，几乎接近信仰那般相信神，但我仍在信仰前保持距离。

因为个人信仰是理想，而实践个人信仰则不能只是理想。

开创理想，必须能够打破旧有的格局，而旧格局很多时候最让自己裹足不前的，就是那个陈旧的人格、陈旧的习惯、陈旧的交友圈、陈旧的环境，以及许久没有运转，因而忘记能够运转的大脑。

那种感觉就像和没有生活目标的人相处。

你无法在他身上得到生活新的刺激，你见不到他的未来，并且你发现当你走得离现在与过去越远，不断前进，他也离你越远，因为他还停留在原地。

有的时候情况相反，如果这个人是知足的，而不是一方面想要往上爬，却没有实践力，那么你会在他身上学到什么叫作放松。

可惜有太多空想与只是说说的人，以至于言之有物的对话变得稀少而珍贵。然后你会发现：交朋友需要机缘，而有共同方向的朋友、能够一起成长的朋友，不但珍贵，而且值得去追求。

人与人产生差异，那是一件事；自己和朋友开始产生差异，渐行渐远，这不只是一件事，还是一件值得思考的事。偶尔，还会因此感到失望与沮丧。但失望与沮丧的情绪不会持续太久，因为当自我不断前行，这些朋友的声音，就渐渐听不见了。

那么，如果反思自身，要怎么样当个益友？就我目前的经验，当朋友不是一件单纯完全可以有普遍客观标准的事。

我们必须认真地生活，而朋友的关系与感觉会随着生活不同而跟着有人离队、脱队，或是加入自己的团队，抑或我们加入新的团队。

无论是哪一个，我们都不能避免，我们需要"朋友"，但某些朋友在我们的生命中可能是短暂的，而不是永恒的。当益友，或是当狐朋狗友，端赖于我们自己对于生活的选择，以及我们经营人生的方式。

我们得试着当自己的良师益友，尤其当这一辈年轻人面对

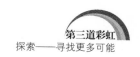

的环境已经不同于上一辈人，开创新局，才有办法找出面对新问题的新方法。

§ 爱因斯坦：**"任何一个有智力的笨蛋都可以把事情搞得更大、更复杂，也更激烈。往相反的方向前进则需要天分，以及很大的勇气。"**

3. 向天上求——人往高处爬，水往低处流

生物学家 Leigh Van Valen 1973 年提出红皇后假说（Red Queen's Hypothesis），他借用了《艾丽斯梦游仙境》中，红皇后对艾丽斯的话："你必须不停地跑，才能保持在原地。"

不进则退，透过自我提升，我们得以重新塑造我们的身份。"identity"是人不可或缺的双面刃，是人寂寞而又自大的根源。

缺乏认同，身份不存在，没有身份的人将活得没有安全感，在他的世界，自己处于无限的孤独，宛如克诺索斯迷宫中牛头人身的 Minotaur，只因己身没有任何同类同种的存在。

得到认同，人却又渴望着自己是特殊的，所以被认同只是初阶，得到同类"正面、肯定"，甚至"崇拜、尊敬"的认同，其实才是人心底真正渴求的苹果，可是吃下那颗苹果、取得智慧的同时也将获得烦恼。

适时的，我们追求认同，以使得我们能够确立自己的身份，也就是说出"我是谁"。

但当我们迷惘时，这表示在我们的生活中，可能已经失去

我们所习惯与相信、使我们确知自己生活于准则中的那充满安全感的世界。

所以我们必须跳出来看，抛下对自己、他人与世界的成见，重新检视自己。

我们没有办法回到母亲的子宫，我们只能暂时抛下熟悉的，却也是紧紧困住我们的那个"我"。暂时抛下，不是彻底遗忘，往往我们只是一时间找不到在不同人生阶段与他人和世界相处的方式。

当我们小的时候，哭泣可以换来糖果，但当我们有天发现父母都要我们自己从跌倒中站起，你开始发现世界变了，旁人也变了。但其实没有任何改变，是我们变了、长大了，所以他者才会改变与我这个存在者交会的方式。

好比如果一个人没有学习音乐，音乐跟我没有交会，音乐家跟他之间也没有交会点，更甭谈音乐史、音乐理论、音乐美学。

有的人对高中以前的学习环境，和来到大学自由、讲求自我努力的学习环境产生不适应，因而有许多烦恼与痛苦，这时继续让自己处于彼此无法找到交集的关系中，我怀疑这是否能改变什么。

最后有人屈服了，那不是真正的理解，无论是对自己、他人或环境，只是懦弱的放弃。而一个会因为懦弱而选择一次放弃的人，就可能有第二次的放弃与屈服。当自己的底线彻底被打破，当自己以为可以接受的被压迫产生潜意识的反弹，这个当口要想依靠咨询、辅导、药物治疗等方式恐怕已经晚了。

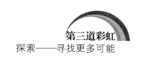

灵魂受伤的人，怎能依靠治疗肉体的药物来医治？不向上提升，我们就会被时代进步的浪潮淹没，变成没有声音的人。

所以，跑吧！何必执着？何必害怕？旅行之后等待你的，极有机会将是一个对自己、他人与世界有全新认识的自己。

§ 当我们想要探求一个提升自我的答案，我们必须正视自己身处于一个竞争的世界。

华人圈，弥漫着"以和为贵"的价值观。可是世界就是在竞争中，绽放出更美丽的光芒。

"没有对手的人生多无趣？"篮球大帝迈克尔·乔丹（Michael Jordan）因此从 NBA 退役两次。

这句话指的不是自己很强、很厉害，而是常人对自我挑战的龟缩。出不出社会都一样，人与人之间总免不了竞争。不要耍些非常下流的手段，大家认知到彼此竞争的关系，然后大家尽力拼一场。

我们应该思考，儒家教育下的孩子特别害怕棱角互相碰撞，结果反而造就了更多谎言，某些人表面维持友好，私底下互相攻讦。你说，这样有比较好吗？为什么就不能大家坦坦白白地表达自己的目标，然后一起在竞技场里头大干一场呢？

相信我，面对面竞争的感觉很棒，输了，你也会觉得过程值得，结果没有遗憾。

德国存在主义哲学家尼采（Friedrich Nietzsche）在《曙光》书中写道：

在极端痛苦中，一个灵魂为了承受这份痛苦，将会发出崭新的生命光辉。就是这股潜力在新生命里的发挥，使人们远离在极端痛苦时燃起的自杀念头，让他得以继续活下去。他的心境将别于健康的人，他鄙视世人所认同的价值观，从而发挥昔日所未曾有过的最高贵的爱与情操，这种心境是曾体验过地狱烈火般痛苦的人所独有的。

当一个人懂得妥协，是否他就朝"满足"更近一步？

我们要注意，有的人畏畏缩缩，他的妥协与满足无关，而是因为缺乏勇气，因此他的人生不属于自己；有的人好像想要吞食可以见到的所有事物，他的欲望没有极限，朝四周蔓延。

无论如何，至少都比没有方向的人好。因为这种人，我很难跟他相处，总是会在某些时候让我暴躁起来。可能因为我对于实践这件事情没有什么耐性，因为经验告诉我：如果只是想想，那就不是实践。

成功者做事，着眼点在于"凡付出要看到成效"、"我要看到自我现今与过去的差异"，不要装聋作哑。

这是一件很困难的事情，也是一种讨厌的感觉。但你会发现自己无法跟任何人当好朋友，因为总是会有自我与他人之间的差异。就像有的人无法接受一个没有秩序的房间；有的人受不了噪音；有的人受不了有人在耳边絮絮叨叨；我则是无法忍耐看似过着永无止境浑浑噩噩生活的人。

如果这个人觉得自己的生活很好，那倒无所谓。最怕的就是他一方面浑浑噩噩；一方面又对坚定方向的生活明明充满向往，却又始终不愿意努力去尝试，去实践。这时，我就没有办

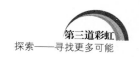

法好好跟这样的人相处。

因为成功者要向上爬、去远方，而旅途上渐行渐远的失败者，总有一方要看着另一方的背影。

过往不少心灵励志书，都着重在说明怎么样的心态可以成功，但是幸福不只是绝对的成功所堆积出来的，还包括对"什么才叫成功"加以诠释，以及当大多数人都在成功的道路上摔跤时，该怎么自我疗愈，重新出发。幸福的道路上会有许多波折，我们该如何才能像是一位经验老到的水手，面对大风大浪。

来咨询的对象，并非都是一些失意的人，或是失败的人。

就像生病，有人罹患重症，有人只是小感冒。但有了不舒服的症状，寻求医治，观念上很正确。许多小病，心理或生理的，拖久了不处理，很可能小病变大病。

我有一位咨询者，"国中"段考成绩经常位列全校前三名；高中读建中，可是竞争中，总是有输有赢。他始终忘不了风光的国中生活，以至于无法改变读书方式，无法改变自己内心自傲的那一块名列前茅的光荣史。他成了一位活在过去的人，活在自己的回忆中。

一位活在过去的人，怎能面对当前的竞争？

我希望他能够从过去中苏醒过来，看看现在的自己，还很年轻，还有很多机会，只要找对方法，绝对能够重新点亮胜利女神的火炬。

人生就像一场旅行，因而在晤谈几次后，我对他说："如果你觉得累了，疲倦了，去旅行吧！"

为什么要跑、要旅行？因为旅行将让你忘记旧有的自我，发觉更好的、未来可能成为的自我。同时，旅行还能让我们看到世界的宽广，让我们从一位献曝的野人，转而朝着一个激发自我潜能，使自我提升有一个方向的目标明确地出现于我们的眼前。

4. 万事万物皆存有一理——你要的答案不假外求，在你心中

有一年，我在大学的学年课结束后，给学生打完分数。学生看了分数都很吃惊，因为每个人都打得很高。

对此，我响应学生，谈"分数的意义"：

请先不要质疑我给的分数，你们要质疑的是你们对分数的观念。但质疑是必要的，还记得我们上课说过的吗？从苏格拉底乃至笛卡尔、休谟等哲学家，他们以怀疑为方法，破除多少认识的迷障，为世界带来真理的光辉。

某某杂志或某某酒评给予一瓶葡萄酒多少分，不等于这瓶酒好不好喝，以及其他抽象价值。人也是一样，身为哲学人，一位爱好者、学习者与实践者，我对分数的理解不只是呈现考试或作业的内容，认为自己分数"偏低"的同学，可能你有多份作业没有交；认为自己分数"偏高"的同学，你应该要好好思考为什么你会有这种感觉？这种感觉从何而来？

一位在课堂上于理论与知识表现良好的人，顶多说明他对书本理论、作业与考试的付出，但不等于所谓"知行合一"。我们谈到苏格拉底与儒家哲学的充分理想，就像一位成功的律师，若他本身根本不遵守法制精神，而是玩弄法律条文。从法

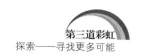

条上，也许我们不能找出他的缺点，但如果我是他的法学老师，我会给他零分。

我给你们的分数，是就一个学生作为一个人的标准去给，对于知识的反思、道德的勇气、自我的追寻，这些才是我以为应当作为"哲学"评分的重点。指派作业、专题，那是给予各位一个反思的机会，整理课程所学的方法。如果你放弃这个方法，或是对我提出的方法没有兴趣，希望你找出自己的方法。

反之，你所得到的分数，可能无法呈现出个人于这一门课所表现出来的学习成果。但各位并非哲学本科系学生，故于兴趣与基本哲学能力各方面，除特别有兴趣，以及个人特别努力的同学外，我不会从一个哲学本科系的标准要求各位。

进而，看到成绩给你什么样的感受？好好思考。这一学年的哲学概论课，你有什么收获？有什么启示？是否开阔了自我的视野，破除了自我的迷障？请好好咀嚼。

最后，人生才是各位最重要的一门课，大学不过只是小小的早自习时间罢了！

由衷提醒各位："开阔视野"非常重要，去过法国等真正的民主国家，才会知道台湾地区的资方有多恶劣；劳方有多么不懂得争取自己的权益。人民被教导得宛如温驯羔羊，这不是真正的民主，因为民主若没有智慧作为后盾，人民其实只是政策与财团控制的棋子。

筑梦踏实，活出自己，人生就是一场与现实抗争、协调与共荣的历程。

透过分数的意义，我要引发的是学生对于人生意义的反思。人生能打"分数"吗？课堂中，由老师打的分数就能用来判断一个人的人生过得好不好、幸不幸福吗？

柏拉图在谈到德性的时候，认为智、义、勇、节，四种德性最重要，即"四枢德"。

柏拉图认为智慧在四枢德中更是众德性之首，没有智慧，任何德性都失去了意义。有智慧，才不会听到什么就相信什么。有了智能，我们才能面对各种知识与教条，自己懂得思辨，而不是一味地相信。就像一个人如果不懂变通的智慧，可能对于节制的理解就会错误，吝啬而不自知，还以为是节制。

智慧的培养很重要，就像勇敢与盲目冲动、血气方刚、英雄主义等等都不同，真正的勇者知道何时该勇于站出来，那可不是不问是非黑白，是朋友就相挺的乡愿，也不是使用暴力的暴徒。譬如甘地，他的不合作运动不诉诸暴力，但信念与行动却无比勇敢。

§ **"如果你想走到高处，就要使用自己的两条腿！不要让别人把你抬到高处；不要坐在别人的背上和头上。"（尼采：《查拉图斯特拉如是说》）**

如果要说有什么样的小说最接近哲学的精神，或许就是"推理小说"。

人生就像是一张大考卷，有许多许多的题目等待我们去回答。

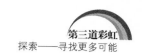

这个考试有些规则，但也有许多规则没有规定到的项目，有人把这个考试看得很严重，也有人看得轻描淡写。唯一不同的，这个考试不能随便放弃，而且放弃之后就没有再次回到考场的权利。

推理小说可以与任何一种小说类型结合，因为一本好的小说，就像一则设计精巧的谜题，非常引人入胜。

这也是我最想写的小说类型，给予读者一种更高程度的想象空间，让读者成为侦探的一部分。

我不怎么喜欢福尔摩斯，虽然小时候读了一大堆。相较之下，亚森·罗平比较吸引我，因为个性，更因为他是设计谜题，而不仅仅忙于解谜。

更何况，绝对的正义与道德，不符合现实情况，令人窒息。

现实生活的这个大考卷，里头有太多东西是 open book 也查不到的，你得用许多方法，你得进行许多尝试，并且偶尔要让自己勇于冒险，在未知之中，在可能遭受的危险之中。

有的人没有选择完全放弃，但他停下笔，不再作答。

推理小说不是为这样的人设计的。

一场冒险，这就是推理小说。

充满好奇心，对读者进行知性的挑战，这就是推理小说作家。

好奇心，是哲学的开端。对自己有好奇心，是开展人生幸福的开端。

5. **潜能与实现**——小看自己的人，注定是影子，而不是光

大学生通常遇到的难题有三类：课业、感情、家庭。

课业又可以分为当下对课业的厌烦，以及对未来职业规划的迷惘。寻求他人的帮助，不是找人帮自己做决定，终究自己才能为自己的人生负责。或许透过咨询与翻阅某些书籍数据，能帮助自己看得更清，看得更远，想得更多。

我记得不止一次有大学生问我：应不应该念研究所？我基本回答都很一致。首先我会请学生问自己一个问题："你要走学术这条路吗？"

抉择 A，走学术：

因为英文不好所以放弃对于西方哲学的研究，那是很可惜的。中文古文其实要真的念懂也不容易，而老是放弃，那将有可能失去因为努力才能达到的美丽境界。我见过至少两位比我早进入哲学的学习者，他们因为外文而放弃对于西方哲学的探究，我深深以为可惜。因为那明明是他们感兴趣的，虽然外文能力需要花很多时间去增进，可是，也是多累积才会有进步的能力。

大学为了念哲学跑去念德文双主修，虽然没有念完，但好歹德文靠翻翻字典还是能够读点简单原典。不懂德文，要研究近代西方哲学很困难，谢林、费希特、康德、黑格尔、席勒等哲人，整条观念论路径，直到现象学、诠释学，如海德格尔、

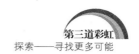

高达美等人这条径路。以及颇有吸引力的尼采等人，莫不需要德文能力，或者至少要有英文能力，才能把许多没有中译本的书籍和资料加以吸收。而诠释学及解构主义、后现代主义像是梅洛·庞蒂、吕格尔、德勒兹、福柯等人，则是需要法文能力作为辅助。

简言之，要研究西方哲学就是需要外文能力，就像外国人念中国哲学（他们一般称为汉学）怎能不念点中文？更何况现在台湾很注重评鉴，如台大这几年引进的中哲老师还包括日本的汉学学者，这些人能够用英文发中国哲学的论文，只能说这是趋势。中国哲学若要和国外其他学者进行交流，英文还是免不了。

总之，真的要研究一门学问，就得好好下定决心。因为很多挑战，其实是避无可避的。

抉择 B，不走学术：

当然，读哲学（其他学科亦然）不一定要走学术，可是一旦决心要走，请真的要踏踏实实地走好，不然等到行走到一半，回头也不是，前进又没有决心与能力，进退维谷之际，要想走其他的路就难了。

无论是哪种抉择，都该自己去选择，自己负责。

§ 爱因斯坦："我从不去想未来。因为它来得已经够快的了。"

人的潜能比自己想象的更可观，当你我出生之时，人已经是地球的主宰，这说明人在演化过程中占据主导性的地位。不过，岁月催人老，潜能若错过发光发热的时间，就可能变成点不着的柴薪。

十岁的时候，人家说你有才华，表示你可能有一个光明的未来，美丽的人生；

二十岁的时候，人家说你有才华，表示你可能有比一般毕业只能找工作的毕业生，有其他更多的选择；

三十岁的时候，人家说你有才华，表示你可能没有钱、稳定的工作，只剩下才华。

……才华？

可是人一定要有才华，才能活得好吗？所以这又回到一个人对于自我实现，以及自我完满的理解上。毋宁说，拥有正确的价值观，才能真正厘清每一个人生的所有意义，知道自己能做什么、要什么、不要什么，获得最大的满足。

我的祖父只有"国小"毕业，但是凭着刻苦努力，养活一家大小。跟他聊不了什么 ×× 学、×× 理论的。他过了一个很有意义的人生，尽管有后悔，而且他本身也是一位有缺点的人。但你能从他身上获得真正对于人生许多面向的反思，故谁敢说他是一位肤浅的人？

反之，学院里头经常遇到说话头头是道，舌粲莲花的人，他们比较不肤浅吗？也许说的话煞有内容，但缺乏人生阅历、自以为是，这些人我私以为才叫肤浅。

不要太相信学历，或是相信一个人的舌头。

金融机构里头拿着 MBA 头衔的理专，和从小看你长大，菜市场卖菜的老婆婆，你相信谁？你想成为谁？是人前衣着光鲜，实则活在巨大压力底下，兢兢业业的人；还是安居乐业，大字也许不识几个，但真正懂得幸福真谛的人？

现在，你搞清楚了吗？潜能不是拿来赚钱的能力，也不是拿来脸上增光的能力。人都有潜能，那个潜能是追求幸福的潜能。但真正的幸福，又有几个人懂呢？所以太多的人以为自己无能，因为他们误以为自己没法追求幸福，或是误以为得到那些物质的事物才叫幸福。

6. 全能的导师——教学相长：教是学的肥料，学是教的养分

前面我们谈到自我成长，打破自我框架，这条路是一条无止境的学习之路，但我们不必要因为无止境而忧虑，因为每一段小小的进步都足以让我们欣喜。我们面对自身的问题，看得比过去更透彻，认知得比过去更清晰，我们更了解自己，也更知道自己该要什么、不该要什么，该怎么去求。

服务于辅仁大学哲学系近半世纪，教授邬昆如对于哲学学习，在其所著的《哲学概论》中曾如此写道：那是一个从"见山是山"，到"见山不是山"，又至"见山是山"的历程。

但是历程两个字太严肃，用旅程似乎更能体会这一趟走过来的辛酸与甘苦。甜美果实的滋味，只有付出过后才能领悟。

回顾我自己探求漫漫人生路，尤其在从学生转为研究者，从研究者转为教师的历程，正是与山相呼应的旅程纪实。这趟

旅程，正是哲学咨询自我疗愈的具体实践。

起点：见山是山

犹记得在大学开始推广教学助理制度之际，才刚完成哲学系大学学业的我，对于哲学、对于教学都有自己的一套想法。别人问我："什么是哲学？"、"什么是哲学教育？"我都能侃侃而谈，一副自己真的对哲学有一番详细研究似的。殊不知这时的我抱着粗浅的知识，以及过于膨胀的自我感觉，正走上一条远离哲学本质，远离真理的道路。

这时的我，以为我知道的就是真理，我知道的就是一切。

何其有幸，就在自我膨胀到差点把认识真理的理性加以埋葬的边缘，从大学时期就十分热爱教育的哲学系的尤煌杰老师于此刻展开"以问题为基础的教学法（PBL，Problem Basic Learning）"于哲学课程使用。

对于一般人抱持古老守旧之学的哲学，PBL 教学法注入一股活水。而这股活水的妙方依靠的不只是先哲的智慧，以及任课老师一个人的威能，更重要的是需要相当数量的研究生作为桥梁，将知识与真理，透过 PBL 教学法加以传递。

"以问题为基础？"这个概念其实正是哲学的初衷，只是在茫茫的学术书海里头，我们遗忘了初衷，而仅存对于学术竞争，满足于知识欲，而不是一颗单纯想要了解事物原因原理的赤子之心。

教师以问题展开学习，而不再是从陈述句组成的定义来让我们了解真理。不再是从教科书上去背诵"哲学是什么……"，

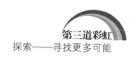

而是从经验实证中一步一步推演，如"为什么人不同于其他动物？""理性是什么？"等等找出自己与哲学的定位与关系。

然后我发现，自己其实还是一个学生，对于学生跳脱教科书之外的问题，我难以招架，并且发现理论与实践之间的鸿沟。宛如当头棒喝，我发现过去以为是山的，其实只是一座幻影。

中途：见山不是山

哲学家培根曾提出四偶像说，其中一种偶像就是权威。而在经历了高等教育的学习后，不知不觉自己也变成一位以权威为依归的人。可是在 PBL 教学法内，在以教学助理带动同学讨论、学习的过程中，我必须面对质疑与挑战，而每位学生的不同切入点与想法，围绕着问题，我也跟着沉浸于这个解谜的过程。

刚开始，我有点害怕，觉得自己若有一点示弱，便好像等于说明自己无能。可是苏格拉底不也曾说："无知之知。"人意识到自己的有限性，进而才能提升与超越。献曝的野人，他不知道自己的有限，这才会像只井底之蛙，以为自己看到的就是整个世界，就是真理。

见山不是山的这段旅程，尤其充满奇异感。因为过往四年的学习，好像都是拿石头扔水潭，见不到一点踪影。对于自己能力的怀疑，对于自己未来学习的茫然，仿佛自己就像所带领的本科学弟学妹一般，我又回到那一天，来到辅大哲学系学习的第一天。我抱着满满的求知欲，以及很少的学术知识。但我却有最接近苏格拉底所形容的无知之知，在心中敞开最大的空间，得以让最多最好的知识为我所吸收。

自我膨胀的气球，终于在怀疑中被戳破。乍看之下，我失去了过往所建立的信心。实际上，我又再一次可以吹起一个更大的气球。并且这一次我会小心翼翼地，不要让气球蒙蔽自己追求真理的赤子之心。

只因身在此山中：见山是山

"我们是伙伴啊！"放下知识的傲慢。

我跟着本科部的学弟学妹重新开始学习，回到哲学学习的原点，去探究每个小细节，去问每一个看似愚蠢的问题。这对我个人在研究所学习大有帮助，因为学习的方法拓展了，而看起来需要另外花时间与精力参与的教学助理工作，更是让一位研究生有机会在本科部学弟学妹与教师之间，提早学习到何谓教学相长，以及教学相长对于自身学习的好处。

那是谦卑，那是开放性的态度，那是对于真理的诚挚邀请，以及不以自我为中心，而是将自我视为追求真理过程中的一个小粒子，我从老师那边得到光和热，而我又将光和热传递给更多想要在知性上得到温暖的孩子。

当我放下，眼前豁然开朗。原来我一直苦苦寻觅的哲学就在身边，我就在哲学的怀抱中。但当我们一心只有竞争，只有学术，我们能看见的只有远方不带有任何保证的未来。

竞争是否能带给我们幸福？仅仅是苦心钻研学术又是否能带给我们幸福？而我们又何必去问这样一个根本还没发生的问题？

当我们开始懂得拥抱当下，单纯地生活在我们所学的知识

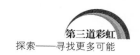
中，不带有太多目的性地学习，此时此刻我们便已拥有幸福，又何须向外求？

在讲台之上与之下，开拓了自我与课程的视野。这是一趟旅程，且这趟旅程还未结束。只要我们持续张大我们的眼睛，继续迈开我们的脚步，并且与追求真理的伙伴——教师与学生——携手并进，最终不但有机会见证真理之光，还会发现自己在旅途上不是孤单一人。

7. 没有不可能——成功是留给准备好的人，机会是留给愿意接受挑战的人

史记中有一个叫作"田忌赛马"的故事：

齐使者如梁，孙膑以刑徒阴见，说齐使。齐使以为奇，窃载与之齐。齐将田忌善而客待之。忌数与齐诸公子驰逐重射。孙膑见其马足不甚相远，马有上、中、下辈。于是孙膑谓田忌曰："君第重射，臣能令君胜。"田忌信然之，与王及诸公子逐射千金。及临质，孙膑曰："今以君之下驷与彼上驷，取君上驷与彼中驷，取君中驷与彼下驷。"既驰三辈毕，而田忌一不胜而再胜，卒得五千金。于是忌进孙膑于威王。威王问兵法，遂以为师。（《史记·孙子吴起列传》）

田忌经常与齐国诸公子赛马，每次赛马下的赌注都很大。但是田忌几乎每次赌马都输，为此很不开心。孙膑是田忌门下食客，他在旁观察，发现公子们的马脚力相差不远，分为上、中、下三等。于是孙膑对田忌说："主子，您只管放心下重注，我保证让您取胜。"田忌信了孙膑的话，与齐王和诸公子以千

金为赌注。比赛即将开始，孙膑说："用不着！您用我们的下等马对公子们的上等马，用您的上等马对他们的中等马，拿您的中等马对他们的下等马。"三场比赛下来，田忌按照孙膑的方法取得两胜一败，赢得赌注。田忌见孙膑是个奇才，便把孙膑推荐给齐威王。齐威王向孙膑请教兵法后，了解孙膑乃大将之才，马上延揽他当军师。

> 您好：
>
> 非常感谢您惠赐大作，因本公司目前出版方向考虑，无法出版此作品，不情之处，尚祈见谅。
>
> 因平时来稿众多，加以本公司为求审慎，来稿均须经数字资深编辑同仁轮流拜读，如因此有耽搁时日，致造成您的不便，谨此亦向您郑重致歉，深盼日后仍有其他合作出书的机会。
>
> 敬颂
> 文安

以上是我写作生涯初期经常会收到的"好人卡"，出版社审稿后的信，这是其中一封范例。

没有人说出书很容易，除非你有很多钱愿意"捐"给出版社，或是你是一位名人，具有很高的炒作价值。否则，没有奇迹。出版是商人与商品之间的紧密结合，有赚头，商人就愿意投资，愿意把商品的专利（作家的血汗）印刷成册，营销市面。

在最困顿的时刻，我曾经一本书收了超过二十间出版社的

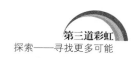

退稿信，退稿信还因为不同出版社规模大小跟习惯而有不同。

（1）知名出版社：一定会有退稿信。寄纸本还会连同纸本退还给你，里头附有影印的 A4 退稿信一张。

（2）一般出版社：E-mail 退给你。

（3）其他出版社：当作没这回事。

退稿信基本上都是制式的，所以也许三个月前你收到一封退稿信，你会发现跟六个月前那封是一样的。

当你看到自己投稿两本书，却收到同一封退稿信，你可能会开始怀疑自己是不是根本不适合写作，或是陷入负面情绪。

和多位文字创作者晤谈后的经验，按照观察到的现象，将收到退稿信的反应大略可分为四种：

（1）黯然型：陷入被拒绝的自闭深渊，三天吃不下饭。

（2）泪崩型：感染泪腺失守病毒，以泪洗面。

（3）白琴型：化身孝女白琴（台湾丧礼风俗中的哭丧职业，在丧礼中带头痛哭，以带动在场人士的哀伤情绪。——编者注），唯恐身边亲朋好友不知道他被退稿，用 FB、电话等各种方式向所有人疯狂抱怨。

（4）无知型：根本看不懂退稿信的意义，还以为信里头编辑推辞的理由是真的。

其实被退稿不见得不好，从退稿中可以慢慢归类出现在出版社对题材和内容要求的趋势。早期比较激烈的反应，虽然情绪化，但那也是一种对写作充满纯粹热情的表现，就像人生的前几段恋爱，刻骨铭心。

台湾知名作家骆以军先生曾自曝当年想要当作家，母亲反对。但骆以军很有理想，许下心愿："既然上了贼船，就要当贼王。"勤奋不懈，才有今天。

自我怀疑是自我挑战的一种，但一个真正爱其所爱的人，不会因为一点挫折放弃。坚持与舍得、释怀与懦弱，仅有一线之隔。

诗人崔涂有首七言律诗《旅怀》：

水流花谢两无情，送尽东风过楚城。
蝴蝶梦中家万里，杜鹃枝上月三更。
故园书动经年绝，华发春催两鬓生。
自是不归归便得，五湖烟景有谁争。

这首诗第一句"水流花谢两无情"，当诗人看到花自飘零水自流的景色时，不由得想起自己流浪在外的情形，不也是花自飘零水自流吗？

诗人家在江南，可是常年羁旅在巴蜀湘鄂一带，甚少回家，他不回家并不是不想家，"蝴蝶梦中家万里"，他依然会在午夜时分想起他的家，他也怕听到"杜鹃枝上月三更"时不如归去的啼声，他更在意"故园书动经年绝"的音讯全无，不安定的流浪生活，使得他感叹"华发春催两鬓生"。

诗人对家乡的情感是矛盾的，一方面念念不忘，一方面又置之不顾，想家又不愿回家。诗人会过得如此矛盾而辛苦，是

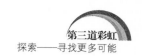

因为始终未能悟到放下执着的心，所以上了年纪还在外奔波。不过，他又说："五湖烟景有谁争？"或许也因为如此，他才能有丰富的生活体验，并将之融入诗中，让后人领略到另一种风格，也许这就是他人生该走的路。

走自己的路，很辛苦。但诚如亚里士多德所言："无畏的人才能获得真正的自由。"

◎哲学咨询动动脑——如果我是一只鸟

一位老国王，病榻前留下遗言，问三位王子："如果你能够成为一只鸟，你想成为什么鸟？"

长子："我想成为一只老鹰。"

国王问："为什么想成为一只老鹰？"

长子："因为老鹰很凶猛，能够抵御想要侵略我国的坏人。"

国王点头说："很好，你很适合担任国防部长，带兵打仗，保卫国家。"

次子："我想成为一只鸽子。"

国王问："为什么想成为一只鸽子？"

次子："因为鸽子象征和平。"

国王微笑说："很好，你很适合担任外交官，和邻国维持良好互动。"

小儿子："我想成为一只天鹅。"

国王问："为什么想成为一只天鹅？"

小儿子："因为天鹅的脖子很长，所以每次说话之前，都有比其他鸟儿更多的时间想一想，什么该说，什么不该说。"

最后，小儿子继承王位。因为一位有智慧的人，总是谋定而后动，有所准备，筑梦踏实。

如果今天国王问你：

（1）如果你能成为一只鸟，你想成为什么样的鸟？

（2）为什么？

第四道彩虹
沉思——以静制动

　　"当时我是什么样的人，我就写成什么样的人。当时我是卑鄙龌龊的，就写我的卑鄙龌龊；当时我是善良忠厚、道德高尚的，就写我的善良忠厚和道德高尚。万能的上帝啊！我的内心完全暴露出来了，和你亲自看到的完全一样，请你把那无数的众生叫到我跟前来！让他们听听我的忏悔，让他们为我的种种堕落而叹息，让他们为我的种种恶行而羞愧。然后，让他们每一个人在您的宝座前面，同样真诚地披露自己的心灵，看看有谁敢于对您说：'我比这个人好！'。"

　　　　　　　　——卢梭（Jean–Jacques Rousseau）《忏悔录》

1. 真理女神的救赎——大声说出内心的渴望，承认自己的脆弱，是勇敢的表现

听到不同的人对于自己作品的不同看法、想法与心得，作品因此有了生命。

所以不要只是一味问我对作品的想法，同时也问问你们自己。

其实每个人都可以成为作家，因为每个人都有自己的故事。

但是自己说自己的故事不容易，因为总是有人会曲解他人的故事。常言道："人言可畏。"世界上有太多未经验证的信息，不断地在伤害无辜的人脆弱的心灵。人与人之间的距离越离越远，彼此之间筑起一道高墙，主因就在于一般人在无形中对他人造成名誉上的伤害，造成不信任的人际危机。

袒露自己，有时反而危险，使自己成为被伤害的目标。那么所谓"客观"的事情就必然为真吗？其实不然，当客观不过是多数人的主观，那还是一种偏颇的主观。

2010年，美国有这么一个新闻事件：《17岁少女假怀孕——考验人性黑暗面》

一名17岁的西裔女高中生盖比·罗德里格兹（Gaby Rodriguez）为了进行一项社会试验，假装怀孕6个月。

在她公开真相前，她先请一些学生和老师，读了她在假装怀孕期间，人们对她的一些言论。她最好的朋友科提斯读出的是这样的言论："她的态度变了，可能是因为怀孕，或者她本

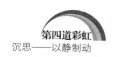

来就这么讨厌，我只是从来没有意识到。"

当越来越多类似的言论被读出时，学校体育馆变得越来越安静，人们都在静听。最后盖比说："我在与这些刻板印象和谣言进行斗争，因为事实是我没有怀孕。"

盖比默默承受这些批评，并且一一记录下来，最后选择在学校朝会上，给全校师生一枚震撼弹。学校师生："她开始拿下她的假肚子，全场静默无声，然后一名女学生大喊，这是怎么回事，我真的非常震惊。"

实验结束，盖比不仅获得她所需要的研究数据，也得到全校师生一致的认同，最重要的，是她见识到环境的影响力。盖比："我学习到一个人所处的环境，将会影响你的人生决定。"

客观却非事实

学校同学："她不知道她毁了自己的人生吗？" 17岁少女未婚怀孕，同学间耳语不断。学校同学："这一定会发生的，我就知道她会怀孕。" 外界投注的眼神不再友善，开始在她背后议论纷纷。	盖比每天上学都会戴上自制的假肚子，让全校师生相信自己真的怀孕。盖比所就读的学校，有85%的学生是西班牙裔，根据统计，拉丁裔学生未婚怀孕的比例偏高，她希望透过这个实验，呈现出一般人的刻板印象。	只有盖比的妈妈、男朋友还有几位知心好友才知道事情真相，不知情的外人听到，则是摇头叹息。盖比："当男朋友的父母发现我怀孕时，他们非常失望，不断重复说，你的生活会过得非常辛苦，更不容易升大学。"

表一　客观不等于事实

§ 哲学咨询不能保证一个人成功，但能教导一个人如何在成功中不失去自我；哲学咨询不能保证一个人不失败，但能教导一个人如何在失败中不失去信心。

第四道彩虹，我们从个人外在的生命故事走向内在的生命故事，在蓄积了相当多的对于哲学咨询的理解后，由内而外透过专业的哲学咨询方法，一步步掌握自己的灵命。

本章将介绍台湾哲学咨商学会创始人，也是辅仁大学前校长，学者黎建球的哲学咨询"CISA"法。

黎建球表示："其创始动机在 2003 年在辅大哲学系开创哲学咨询学群之后，就在思考是否也有一个可以适用于台湾的哲学咨询方法？"

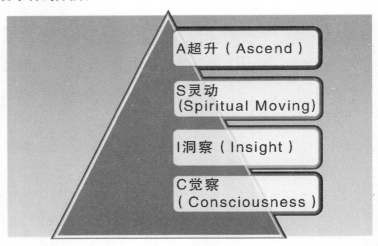

A超升（Ascend）

S灵动
(Spiritual Moving)

I洞察（Insight）

C觉察
（Consciousness）

图一　哲学咨询 CISA，四阶段的自我提升法

CISA 不但是一种过程，也是一种带向身心灵成熟的方法。由四个向上提升的阶梯组成，第一阶段是觉察（Consciousness）；

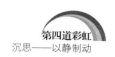

第二阶段是洞察（Insight）；第三阶段是灵动（Spiritual Moving）；最终达到超升（Ascend）的层次。

CISA 法第一阶段：C 觉察（Consciousness）

当代士林哲学[①]哲学家 Fernand Van Steenberghen 曾说："在我的实在的意识的统一性当中，有主体与客体，认识者与被认识者，我与非我的实在，不可避免的以二元的方式展开存在的认识以研究活动，这个活动本身也是存在展现自己的方式。"

觉察，简言之就是"使问题浮现"。

今天为什么咨询者生活受制于内心的痛苦，却找不到痛苦的来源？觉察的本意就在于找出那个痛苦的来源，而那个痛点往往就在眼前，只是我们太习惯它了，太习惯被那个痛点折磨，以至于我们和痛点成了室友。尽管这位室友每天吵闹，刚开始一起住时，忍不住想跟这位室友抗议，但碍于某些因素我们放弃表达意见的权利，以至于当有天我们以为自己适应了室友的吵闹，其实那是我们的错觉，噪音的痛苦一直都在累积，直到我们的精神终于受不了而崩溃。

Van Steenberghen 提醒我们：痛苦可能来自外在，也可能来自内在，但重点是我们能否觉察到它们的存在。

---

① 以研究关于天主、圣经等天主教相关理论与经典，非全然依靠信仰为研究理念，而是引入哲学方法进行理性神学研究的哲学学派。

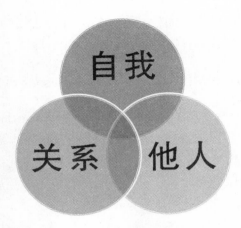

图二　觉察是一种综合性的能力，包括对自我、他人、人我关系的觉察

觉察是自我、他人、人我关系三者互相展开并互相影响的认识活动。

（1）自我觉察

好比心理学家的面相术，对于解读情绪的密码。从自我情绪的产生，到感觉的反应，透过理性的自我分析、判断，来达到自我觉察的可能性。

加州大学医学院精神医学部心理学教授保罗·艾克曼（Paul Ekman）曾说："我们必须有一直监测周遭世界的自动评估机制（automatic-appraising mechanisms），查看是否发生什么会严重影响我们幸福和生存的事。"

因而对于任何人浮现于外在的情绪信号：表情、声音与身体动作。细微的表情出现概率高于强烈的表情，艾克曼以为细微表情最为重要，因为其传达出对方有什么未说出的话。

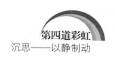

（2）觉察他人

觉察他人是一种生活必要的行为，因为人是社会性的动物。在社会中，自我的价值观与他人的价值观产生矛盾，这时人会与他人进行观察、比较，做出响应。

哲学咨询的角色：帮助咨询者去厘清自我觉察与他人觉察的不同处（差异性），这是一种主体（Subject）与他者（the Other）之间的互动关系。

美国学者艾斯勒（Riane Eisier）以男性与女性模拟：

A.男性的思维方式："剑"，攻击的、容易造成等级制的、对自然采取利用和掠夺的态度。

B.女性的思维方式："圣杯"，包容的、合作的、对人、自然、社会采取发自本质的关爱态度。

觉察他人也是一种伙伴关系，同时也存在支配者关系。

美国女性主义哲学家Christine Battersby也从性别角度切入，陈述人我之间的差异性因素：

男性一方面希望女性不要变得像个男人（like a man），而是扮演着男人眼中所希望女人当有的样子。所以传统男性观点底下的"Be a woman"，却又不允许女人像个女人，像女人自己。

性别平等的努力不在男或女的生理学区隔（sex），而是如Battersby所厘清，真正要处理的是"gender"，是女性的性别意识（consciousness），关于女性内在的、本质的一场抗争。

我们活在一个性别多元的时代，男性和女性已经不是光靠一个人肉体上的性征来判别。若我们对他人，乃至对自我的觉察仅停留在眼睛所见、耳朵所听、皮肤所感等人、事、物的外在表现，我们很可能会错失真正重要的信息，造成第一层次的误解。

进而，很可能会造成第二层次的误解，如同 Battersby 所说："男性希望女性不要变得像个男人，希望女人当一个男性心目中的女人。"跋扈、霸道的大男人主义，当中包括对女性的误解，并用自以为是的观念套在女性身上，造成对女性的不尊重。以为真正的女性就是自己设想的那个样子，就会造成对人的第二层次误解。

所以当一位男士对伴侣感到失望，是否应该回头想想这份失望来自自己对伴侣的认识不够，而且还用自己设想的某个理想类型（某位性感宝贝）框架在对方身上。前后两种误解加总，非但无法建立坚实的感情，还会造成双方痛苦。因为这位男士表面上是跟身边那位女士交往，实际上却是想要跟那位心中的性感宝贝交往，表面与实际产生冲突，自然不快乐，感情不顺遂。

（3）关系觉察

所谓关系，是由我作为起点，我是关系的开始，与他人、环境相交的沟通网络，但关系的延续并非仅是靠自我即可达成。有时关系的深浅、质量都必须透过不断的尝试、经验的累积，甚至时空的考验，才能确认彼此关系的网络及对待方式。①

———————

① 主观的认定并非"关系觉察"的正确方式，所谓"主体际"的概念必须深化到彼此的理性思维中，才可能产生"质精量足"的关系。

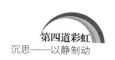

哲学咨询是教导咨询者如何由关系的觉察到关系的经营，去设计一套符合自己的"关系网络"。

关系之间的阻碍，如同广为流传的那首诗句，"世界上最遥远的距离，是我站在你面前，你却不知道我爱你。"关系之间缺乏有效沟通管道，导致关系无法顺利经营。但只是觉察到关系当中的问题还只是第一步，因为很可能"世界上最遥远的距离，是你知道我爱你，却不能在一起。"觉察能发现问题，但最终我们需要解决问题的实际方法。为此，只要我们按部就班地完成哲学咨询方法，基本上就能找出明确的解决方式，让关系和谐。

2. 灵魂在歌唱——于平凡处见不平凡，你会感叹生命的奥妙

《庄子》中有这么一个故事：

宋人有善为不龟手之药者，世世以洴澼絖为事。客闻之，请买其方百金。聚族而谋曰："我世世为洴澼絖，不过数金；今一朝而鬻技百金，请与之。"客得之，以说吴王。越有难，吴王使之将，冬与越人水战，大败越人，裂地而封之。能不龟手一也，或以封，或不免于洴澼絖，则所用之异也。

宋国有一个家族拥有一种独门的祖传秘方，他们制作一种药膏，只要涂在身上，就能让人在寒冷的环境下保护皮肤不被冻伤。因为拥有这秘方，该家族世世代代便在河边以漂洗棉絮为生。有一个外地人听说有这么一种药膏，拿出百两黄金要买下宋人的秘方。

家族长老召集族人讨论："我们世世代代以漂絮为业，辛辛苦苦才赚到几两银子。现在有人出价百两黄金，我们就把药膏的秘方卖给他吧！"

外地人取得药膏的秘方后，拿着秘方到吴国晋见吴王，献上药方。当时吴王正烦恼与越国交战，士兵在冰水中冻伤而无法顺利进军一事。得到秘方后，吴王冬季与越军水战，吴国因为有保护皮肤避免冻伤的药膏可用，于是打了一个大胜仗。献上秘方的人因立大功而得到受封土地，加官晋爵的重赏。

所以，庄子感叹说：同样是防止冻伤的药膏，有人用它在河边漂絮，有人则是用于战场立功。同样一个东西，却造成两种截然不同的结果，差别就在使用的人有没有智能。

CISA 法第二阶段：I 洞察（Insight）

洞察和觉察的不同，在于觉察只是发现问题，就像一个人生病，医生找出病因（得了肾癌）。洞察则是更深入，找出这个人的病因跟一般病例的差异（哪一种肾癌，此种肾癌对于眼前这位病人和一般病人的影响有什么不同）。所谓"异中求同，同中求异"，不只是清楚眼前所见，还能从眼前所见中归纳出更深一层的道理，化为自身行事于外的助力。

洞察（Insight）所指的是直探问题根源的能力，不受到其个人情绪或是其他不相干问题干扰的能力。

这种能力是必须透过理则学训练的哲学咨询师才能做到。

所谓理则学的训练是在混乱、无条理的状态中，能在极短的时间内理出头绪且看透问题的根本性质。

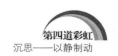

简单地说，就是将次序、目的和价值放入到我们所面对思维杂乱的溪流中，而能够感受到乱中所隐含的秩序，感染到充分推理的能力。

当咨询者自身，或咨询师与咨询者进行对话，意图了解咨询者的想法，有两种能帮助我们更有条理地表达想法，有效组织要表达的内容：

（1）层次性说法

将问题往更加深层探索、挖掘的能力。

首先，进行哲学咨询必须先有"觉察"到"情绪同构型"的能力。

其次，再洞察问题根源，作分析与条述，尝试让自我能对问题产生的积极原因与消极态度，用口述或文字、图表的方式表达出来。

就像我们每个单元后面的"哲学咨询动动脑"，把想法图表化，分条列出来，就有一个方便思考的实际文本，在文本上涂改、修正，确立一个思路完整的清单，以后照着清单步骤做，阅读起来清晰、明了，实践起来也不会碍于记忆力丢三落四。

层次性有两种类型的洞察。且两种类型的洞察并无优劣，应该两者并用，才能统整出对本质更全面的理解：

A. 条述型：层层推进——分析、探究。哲学咨询的工作，正是透过洞察问题根源，一一分而击之，如此才能够做到直探问题本源，根本帮助自我解决问题来源。

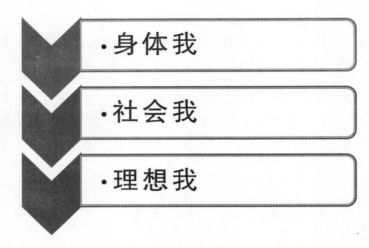

图三　开展式的阶层性洞察

B. 架构型：所谓架构型，是指问题根源可能彼此联结，我们本身无法分析出自身问题的根源究竟为何时，所使用的方式。架构型的表达显示出本身对于问题纠结的程度及重视度都很具体且直接。其图形如下：

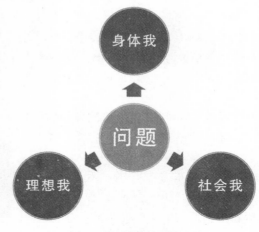

图四　连结式的关联性洞察

（2）问题模式说法

在咨询现场，我经常发现咨询者往往心中已经预设了问题的产生必然有其原因，而原因可能产生在周遭其他人的身上。

所以，当我们自己实践哲学咨询方法，首先尽量不要带着自我的价值来寻求哲学咨询协助（面对其他咨询师亦然）。人本身就不可能完全价值中立，但我们可以尽量做到引领自我探索自我与其他人的价值是否经得起检验，而非仅是一味地相信自己没有责任，责任都在他人身上。

问题模式说法亦有两种类型的洞察，其概念同样是透过图像法，帮助我们更容易进入思想脉络。当我们静观沉思自己的问题，不妨按照图像于心中冥想，在心描绘出属于自己的发展图像：

A. 发展型：发展型的图形以层层扩展为主：

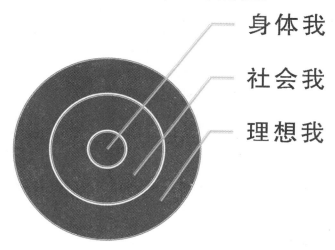

图五　逻辑发展式的顺序性的洞察

B. 交叉型：交叉型的图形是以关系延伸为主：

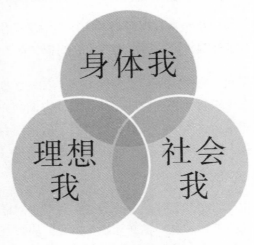

图六　互动关系程度的逻辑性洞察

网络上流传一个中国寓言故事：

墨子有个学生叫子禽，有一次他问墨子："老师，您认为多说话有好处吗？"

墨子回答说："你看那生活在水边的蛤蟆、青蛙，还有逐臭不已的苍蝇，它们不分白昼黑夜，总是叫个不停，以此来显示自己的存在。可是，它们即使叫得口干舌燥、疲惫不堪，也没有谁会去注意它们到底在叫些什么，人们对这些声音早已是充耳不闻了。现在你再来看看这司晨的雄鸡，它只是在每天黎明到来的时候按时啼叫，然而，雄鸡一唱天下白，天地都要为之震动，人人闻鸡起舞，纷纷开始新一天的劳作。两相对比，你以为多说话能有什么好处呢？只有准确把握说话的时机和火候，努力把话说到点子上，这样才能引起人们的注意，收到预

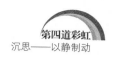

想的效果啊！"

子禽听了墨子的这番教诲，频频点头称是。

人每天都说话，但是为什么有人说的话可以流传千古，有些人说的话却被人当耳边风？关键就在于说出来的话是否具备足够的洞察力，洞察力反映出来就是一个人经过理性思考、逻辑整理后的个人观点，里头有智慧，而不是只是转述他人所说的话，把自己变成一台录放音机。

当有些人一味地抱怨自己的权利受损，有人却牺牲部分享乐，以换得理想实现的机会。自我牺牲的人看起来在做傻事，实际上非但不傻，还有着超越常人实践力的坚强意志。

我有一位朋友在汉诺威音乐院学习，晚上十点多还在学校练琴，我问他：干吗不回家？他说所有同学都在琴房练琴，他不敢回家。你必须看那些顶尖的人怎么付出，然后问你是否可以付出同样多，甚至比他们更多。

然而，孤独的代价不小。

近几年社会出现"剩女"、"败犬"等对于冲刺事业的单身人士颇有讽刺意味的负面形容词。

殊不知，在理想的道路上，人不可能没有牺牲的，但牺牲自己，不同于牺牲他人。

恋爱关系中，不是说一定要两个人都要做一样的工作，但至少两个都是同样为理想拼命的人，这样才不会渐行渐远。

经验谈不一定普遍客观，所以第三点很重要，对你来说所谓的"理想"是什么？值得你付出多少？社会上多少人嘴巴一堆理想，但付出只有少少一点，嘴巴不想输给那些顶尖的，但行动上完全输了，归结原因主要还是意志力不够坚定。

我记得有一次去台大图书馆自习室，半夜三点多，依旧灯火通明，许多学生还在念书。

台大哲学系的傅佩荣老师曾经说过他在耶鲁的时候，老师可能要你下一周来上课之前就读完至少一本书，刚开始英文不好念得很辛苦，但如果没有拼过去，就没有今天的傅佩荣。

当然，也许有天后悔的人会是那个过度执着于理想的人，会成为每当想起回忆就忍不住为过去哀伤的人。但人除了当下，还有什么？

彻底洞察，把本来可能来到的哀伤，不留给未来的自己。

3. 信念与信仰——我现在有一个梦，但我的未来不是梦

美国民权运动领袖，1964 年诺贝尔和平奖得主马丁·路德·金举世闻名的《我有一个梦》演讲稿，如此说：

我有一个梦，梦想这国家要高举并履行其信条的真正含义："我们信守这些不言自明的真理：人人生而平等"。

我有一个梦，我梦想有朝一日，在佐治亚的红山上，昔日奴隶的儿子和昔日奴隶主的儿子能够同坐一处，共叙兄弟情谊。

我有一个梦，有朝一日，我的四个孩子将生活在一个不以肤色而是以品行来评判一个人优劣的国度里。我今天就有这样

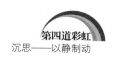
一个梦想。

在伍迪·艾伦的电影新作《Whatever works》中，男主角曾经说了这么一句话："有时候陈腔滥调最能感动人。"

有一位在数字时代，仍旧坚持使用底片摄影的朋友，每天晚上花好几个小时整理过去拍摄的作品底片，从开始使用底片摄影以来，他所有的底片都塞进一个小纸箱中，反正大多时候用不到它们，靠着扫描的数字文件来输出成像，或是放到网络上。

朋友说自己对数字摄影没有排斥，因为底片有底片的好，而数字有数字的好。底片机的味道，经过数字暗房编修，可以达到许多传统暗房中要窝上好几个钟头才能达到的效果。但无论底片或数字，有一件事绝对殊途同归，那就是摄影师想的当然是要创作出最好、最优质的作品。为了达到这个目的，管他底片还是数字，能达到目的才重要。

为了妥善整理他那一箱箱的底片，朋友会去文具店买三孔夹，将135正片、彩负和黑白底片分类装好。对于自己整理出来那成堆的底片，朋友说："这活儿看起来很容易，实际上却累煞了我。一来数量远比想象的多，二来许多底片都在整理中让我重新回忆起按下快门时的场景。那时的我，那时我拍摄的对象，以及那时身处的环境。"

"天啊！原来我拍过这张照片。""原来我曾经拍过这个人！""原来我曾经到过这个地方。"……诸如此类的感想，好像翻阅着自己塞在抽屉深处的日记。有高兴的，像是找到一张照片，自己没想过曾经帮这位朋友拍过照；也有不开心的，也许当时的朋友，现在大家已经形同陌路。

摄影记录着生活，更记录着生命。透过摄影写实之眼，我们才发现原来自己的生命历程并不空虚，或者摄影记录自己部分时间的空虚，而透过对摄影的回顾，我们得以重新认识自己。

把自己埋葬在哀伤的气氛中，这是相当浪费时间的一件事。但有人始终不明白，自怨自艾和"自我反思"有何不同。简单来说，自我反思是谋定而后动；自怨自艾则是给自己更多颓废的理由。反思是为了奋起，是行动的思想准备。用摄影来模拟，那就是每次对于自己作品的检讨，以及对于下次摄影活动的筹划。摄影不单依赖机遇，更需要事前的准备。

对朋友而言，摄影像是一场仪式。

整理这些底片时，就像在观看自己人生的走马灯，心灵也像是重新受到洗礼。

使用底片，不像数字那么方便，但朋友乐观地说："有些事情准备也没用，但这不意味着我们就可以放弃。好比累积摄影的构图美感，使用相机、闪光灯等技巧，这才能在恰巧碰上所要拍摄的良辰美景之时，迅速且利落地按下快门，把握住这美好的一刻。光想依赖运气，却没有这些事前练习，机会将白白流逝。"

朋友的话让我这个笨手笨脚的人想起自己曾经因为自己的愚蠢，因为自己准备不足，而无法在最好的时间点，那"良辰美景"出现的时候按下快门。一切稍纵即逝，走的再也回不来了。连一张照片都没有，然后在多年之后，当我开始老年痴呆，

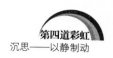

连回忆的深处也无法找到曾经有过任何在心灵白板上的一丝烙印。

咨询面对的是咨询者的心灵，治疗本身不仅是使咨询者恢复常态，而是在恢复常态的同时，帮助咨询者自我提升。每次对于内心的伤痛，将之转化为更坚强地活着，更有智慧面对人生的能量。

CISA 法第三阶段：S 灵动（Spiritual Moving）

所谓灵动（Spiritual moving）的能力，指的正是活泼化、转念的动力。

而这种转机或所谓枢纽的能力，是必须透过各种反诘、可能性的探测，这种能力在哲学咨询师身上特别展露无遗。

法国哲学家柏格森（Henri Bergson）曾说过："生命的跃动"（é lan vital），即所谓的"鲤鱼跃龙门"的动力，而这种动力是需要能量的蕴蓄、时间的积累，才能在一刹那间展现他那惊人的灵动力（Spirit）。

在不断地跳跃中，终将形塑（跃升）出个人统一风格的完美作品。（必须强调练习品＝作品）正如同艺术一样，人们的灵动力必须透过哲学咨询的诱导、培养、训练而更加灵活化，否则当咨询者再次遇到相同的困境，又将会再一次陷入同样的境遇中而无法自拔，终将只能依靠不断的咨询来寻求解决之道，而无法从自身涌现解决问题的能量与途径。

4. 命运女神的启示——相信自己的直觉，呼应内心的感动

所谓灵动反诘的能力又可细分为以下三种历程：

（1）自我检视的过程

人对问题突如其来的发生，可能会措手不及、难以招架，但在问题处理过后，却鲜少有人会再度去面对问题，作自我检视的工作。哲学咨询师强调在灵动反诘能力的诱导前，必须要求咨询者先做自我检视的练习。

（2）灵动翻转的过程

人的内在充满能量，毋宁说人就是活生生的能量体。

透过能量的蕴蓄、时间的积累而产生的动能。而这种动能是一种不会固着于现状，愿意跳脱、跃升的潜能，透过不断的训练、强化而能达到转化为实现的现实性。

灵动翻转的过程如果顺遂，则转机或所谓把自我当成自我提升的阶梯，所谓"枢纽作用"就不会产生运转不顺或适应不良的问题。

俗话说："解铃还须系铃人"，是一个经常发生的咨询实境。咨询者刚开始遇到问题，第一个检讨的通常不是自己。但问题往往出在自己身上，为自我发展设限的凶手不是别人。所以我们必须在困境中，把自己变成向上提升的枢纽。好比我有一位咨询者 Rock，他一心想要摆脱过去花花公子的生活，当一个能忠于爱情的好伴侣。为此他必须付出时间与精力，把自我提升了，才能达成他的目标。如果他不愿意自我提升，通过阅读、

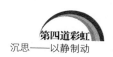

沉思、宗教的洗礼等等，扭转了原先自己一些错误观念，把自己变成"枢纽"。若仅仅是放弃享乐，并没有做任何正向转变的工作，这样并不能自己变成枢纽，还是只能消极地依赖外力控制内心冲动。

（3）自我反诘的过程

灵动翻转的过程只是帮助咨询者能够顺利地转换思维、跑道，但并不意味着转换过后就毫无困难产生。还必须透过自我不断反诘的询问、思索、探究自身，如此才能有源源不断的活水源头产生，即所谓的不断地形塑（跃升）出自我统一的完美人格。如此一来，整个灵动（Spirit）历程才算是完整。

最终，达到"身、心、灵整全"——绝对的和谐：身（Body）、心（Mind）、灵（Spiritual）的平衡指的就是生理、心理及性灵上的协调。

美须建立在和谐（Harmony）的特征上时，无疑的美给人生提供了一项极为重要的特征，就是生命的意义必须在和谐中达成，而外在的和谐须始于内在和谐，所谓的身心灵的平衡。

这种和谐如同艺术精神，身体的发展必须和心理的成熟及精神上的修炼要达到一致性，如果身体已发展成熟，但心理上仍有许多困难，精神上也未有足够的体认及修养，则他在面对人、事、物上必然会呈现出不协调、不和谐的状态，因此，所谓的艺术生活并不是要求大家都成为艺术家，而是要求大家都要有艺术的精神。所谓的艺术精神就是和谐的、追求美的精神，但在一个人要有和谐之前，他自己必须是一个已整合的人，也就是身心灵都获得完整发展的人。

透过转念，解放意志，使其自由。

自由意志（Free Will）：所谓自由，按灵魂本质的说法是一种追求幸福[①]的权利，是引导人向上、向善、向全福的权利。

希腊神话里头有个故事，描述"水仙花"的来历：

古希腊，有一位自恋的人叫纳喀索斯（Narcissus）。纳喀索斯王子诞生之前，国王就得到一位先知的预言。先知警告国王千万不可让王子看见自己的容貌，否则王子将会英年早逝。于是全城上下所有的镜子都为了王子而毁坏，所有可以映出倒影的池塘都为了王子而干涸……

山林女神艾可（Echo）是个很喜欢自己声音的女神。有一次，天后赫拉下凡捉奸，艾可为了掩护正在偷情的宙斯和另一位山林女神离开，便独自一人跑去找赫拉说话以拖延时间。后来赫拉发现了，便处罚爱说话的她从今以后再也不能自己开口说话，永远只能重复别人说的最后一个字……

许多人看到"灵动"——使每个人与生俱来的内在灵性能量从沉寂中积极地活动起来——两个字，马上因为字面上的抽象意义而打退堂鼓，生怕学习起来很困难而放弃接触的机会。其实，诚如前面几节提到潜能，每个人天生都有灵性，灵性与

---

① 谈到幸福，一般大众经常误解幸福是否等同享乐主义，享乐主义等同纵情声色。其实享乐主义（Philosophy of hedonism）或功利主义（Philosophy of Utilitarianism）思想家谈的幸福，皆是以物质的追求为次要的目标，精神快乐为首要目标。精神幸福，才是真正的至福。

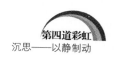

生俱来就有灵动的活动力。只是现代社会人们太依赖大脑，太依赖理性思考，故把灵动的本能给遗忘。哲学咨询，并不是要创造灵动，只是透过有效的方法引导，帮助人们唤醒自己灵动的本能。

咨询时，咨询者过不了的关卡，常见的就是情关。有些事情本来以为忘了，以为没有感觉了，但你会知道错了，那只是一种遗忘的假象，或者说是假象的遗忘。

"你知道那个 ××× 结婚了吗？"

"是耶！没听说。"

以为只是曾经喜欢的人结婚了，直到见到结婚照的那一刻，咨询者 Bruce 才知道自己以为所谓的曾经，从来都不是曾经。

Bruce 形容听到前女友结婚的当下感受，先是脑袋空白半晌，然后是一阵闹哄哄的，他完全无法思考，每一张美丽的照片都刺痛着他的心。

Bruce 回想当年条件太差了，自己不是名校学生，没有钱，也没有显赫家世，或是值得夸耀的能力。花了许多年的光阴，持续求学，不断工作、不断赚钱，觉得自己提升了很多，觉得自己拼命奔跑终于可以见到亮光。

最后，发现自己离对方还是好远，而且越来越远。

Bruce 说："我的自信心原来这么不堪一击，连我自己都感到意外。"对于自己多年的努力，以及现在所拥有的，这几年的追赶，没有悔恨，只有无奈。

为了使咨询者的灵性动能得到激发，撼动他反思自我，我和 Bruce 讨论起"爱"是否存在普遍性的课题。

什么东西是普遍的？

一般哲学以为，普遍是一种理性活动的结果，人从经验的个别事物中抽象出概念，并借由"回向"①，即经验与概念彼此之间不断辩证而得到一种符合。

我记得 Bruce 问："什么是爱？"当他问这个问题，他内心对于爱的概念是残缺的、伤痕累累的。但经验世界许多例子让他知道阳光的爱、助人的爱、希望的爱确实存在。所以我们可以不断透过正向的经验，帮助自己在内在累积太多负面观念下，得到更多正向观念。刚开始可能正向观念不足以说服自己接受它，我们沉溺于舔舐伤口的自怜中。但只要我们不断使概念与经验的回向转动，让正向经验冲淡负面概念，就能逐渐把自我从负面概念的深渊拯救出来。

可是，生活中是否可以抽象出所谓的普遍，或者普遍难道不存在一个反例？好比婚姻，每个人对于婚姻的诠解几乎都来自个别经验不同，好比一个人的父母很恩爱，所以他以为婚姻必定幸福，但当他自己走入婚姻，并且发现婚姻存在着许多问题，和他印象中的婚姻情况不同，则他以为是婚姻普遍概念的看法便受到挑战。

---

① 即此概念确实普遍存在于同样性质的个别物。所以普遍是一种认识，且停留于理性，作为概念而成为悟性的材料。

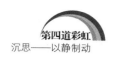

在婚姻之前，还有一个促成婚姻的充要条件，就是所谓的感情。人有感情：普遍；感情必然得到回馈：普遍；感情得到的回馈必然是好的：非普遍。

为什么？

许多在爱情中受苦的人们问着，而我进入长考中而试图厘清背后的原因，并尝试取得一个普遍概念而得以应用。最后我发现我能找出一个普遍概念，就是："感情得到的回馈无法受到控制，因为普遍概念在人的主体理性中完成，但是回馈的来源是客体，而客体并非与主体有共同经验。"

这里所谓的普遍性是想象的，不是绝对的、实在的普遍性。就像 Bruce 因为受伤而在内心存在一个主观的、痛苦的、伤痕累累的爱的概念。与之相对，我也曾看过秉持乐天、乐观，对于爱的概念无所畏惧到有点太天真的咨询者。过犹不及都不好，因为都远离这个世界的现实，而与现实的反差是最容易伤害一个人的脆弱心灵。

所以因爱而痛苦与失望，那是对对方的失望，但失望的内容是什么？其实说到底还是回到"关系"，关系中有主体（我）和客体（对方），主体的期望，对于爱的理解，得不到客体展现出来的反应为"符合"。因为"不符合"，所以痛苦。

可是符合就不痛苦吗？所以所谓爱情中的谎言，就是一种符合的假象。有人愿意活在假象中：明明知道另一半不爱她了，但依旧蒙蔽自己的理性，一味相信对方的谎言；有人则不愿意活在假象中：知道爱不会回来了，所以抽离。所以面对假象，人有选择，包括强迫自己不要做选择。

但难道没有爱毫无普遍性吗？我想爱有普遍概念，如上帝的爱，可是爱的表现则无普遍性。当一个人怀着爱人的心，却可能做出截然不同的行为，无微不至和过度控制就在一线之间。

你爱吗？你爱你所爱吗？你的爱，那不是普遍的，且因为不普遍所以是特殊的。这个特殊而不普遍的结果无关理性，而是人性。

从自以为是的人性，来到对于普遍人性的认识，再从对于普遍人性的认识，重新检视自己的人性该如何发扬，过去是否有缺失，又是否用过高的标准看待他人，用较宽松的标准放纵自己。Bruce 想通了，豁然开朗，对于旧爱的羁绊，成功转为祝福。

因此，灵动，是使自己跨越从前，使自我超升到更高层次的关卡。

停留在绝对的主观世界，无法从主观，跳跃到客观，然后再回到主观，使自己的想法达到更高的普遍性，便无法真正将心比心，让自己的认识与诠释于外的言行更完满。

5. 不要老是问："是谁的错？"——我们都是人，都是凡人，都会犯人会犯的错

在进入 CISA 法的最后阶段之前，我们需要先谈一谈与理智时而冲突，时而一致，难以被理智驾驭，兼具人的脆弱面，却又能引发坚强的内在冲力——爱。

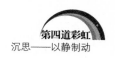

谈爱，就不能不谈"性"。

台湾地区属于亚洲，人们对这个话题表达意见的态度比较内敛。不过表达的态度内敛，跟实际上对这件事情的行动内不内敛是两回事，这来自我的经验。

做，但是不说的人存在着，但因为我们听不见，所以只能把这个可能闲置在一个充满可能性的框框之中。

爱不一定从性产生，有很多可能与路径，像是同情、欣赏、崇拜等等。而性也不一定包含爱，但似乎至少要有正面的感情，譬如：喜欢。至于性工作者的性，那可能与感情的爱无关，可能跟对于金钱的需求或是名牌包包的喜好有关，这是一种爱，但不是人与人之间充满感情的爱。以及不能忽略的，斯德哥尔摩症候群①。

只谈因性而爱，或因爱而性，过于简单的论述难以析辨出明确的定义。爱，那是一个我们从小接触到大，却难以弄明白，让我们像个疯子一样，不时让我们挤出泪水与欢笑的灵动力量。

至于好不好，那是另外一个问题，对性工作者来说，性能得到他们要的，这算好吗？有性欲，满足需求算好的吗？跟另一半或性工作者上床，或是与外遇的对象上床，那意义都不一样。充满爱的性，可是对象是自己的兄弟姊妹，或是第三者，或是一个陌生人，似乎爱与性的问题变得复杂了。

---

① 又称为人质情结、人质症候群，是指犯罪的被害者对于犯罪者产生情感，甚至反过来帮助犯罪者的一种情结。

但返璞归真，爱是一种人的天性，性也是。两者都需要满足，并且不仅仅止于个人才能做得到。自慰的高潮与做爱的高潮，两者之间不同。这个我没有办法用文字回答你，有机会可以自己去体会。

有时候，因为一件狗屁倒灶的事情我们爱上一个人，这时原本狗屁倒灶的起因反而成为甜蜜的回忆。所以无论是性而爱，或爱而性，也许都要经历过一段时间，我们才能明白那个结果对我们的意义是什么。

你的人生会体验到，也许第一次会有些痛，无论性或恋爱，但最后回头看，相信你会见到其中美好之处。

"爱与不爱之间，我们做爱。"可能有很多人读过这篇板友创作的小说。那时候没有什么感觉，但经过几年生活、恋爱、工作，在今天进到戏院观赏村上春树映像化的这部作品，内心也随着画面浮现出一幕幕如画面色调般，淡淡地、浅浅地，关于爱的反思。

"什么是爱？"

这个问题如果有答案，坊间那么多关于恋爱的小说与著作也许早就不需要任何新作，我们只要买一本《恋爱大全》回家，像查字典一样的找出我们的疑难就好。然而，恋爱真的没有答案吗？毋宁说，这个问题的答案不能空用文字来表达，也不能光用眼睛去看。

每个人，似乎他们都在问这个问题，却也都在寻求这个问题的答案。有人已经找到，有人还没找到。然而，有些人似乎根本没有用心寻找。

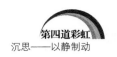

有的人无论跟谁在一起，都百依百顺，用"当然"、"好"、"喜欢"等文字表达他对异性企求通盘接受的个性。从头到尾什么都没说，对于爱就是一味地接受。以为只要自己坚持，总有一天可以永远跟对方在一起。

有些人觉得爱当中不应该有太多的裸露与性，但性与爱的寓意是什么？如果我们总觉得不好意思，不敢去面对这个在我们人生中绝对真实且必须面对的生之欲，我们可能会错过其中值得我们省思的部分。

蜉蝣一生只有一次机会繁衍后代，人有选择，只要找到对的人，就能进行无数次性爱。有的人不是生理的问题，而是心理的问题，一位女性纵使湿润了自己的阴道，好让对方能够顺利地进入自己的身体，满足性的欢愉。可能穷其一生只有一次，如同蜉蝣。

"爱与理解爱"

爱不是"say yes"就能通往幸福的旅程，有口无心的人像是一个空心的瓶子，刚开始总会让人感到满足，好像自己可以倾注内心的痛苦与欲念，但久了便会发现，空瓶子只能用来装东西——包括自己要的跟不要的——却没有办法倒出属于这个瓶子的喜乐与悲愁。

爱需要响应，恋人彼此之间说得再多，连自己最赤裸的部分也展现在他面前，可是若无响应，显现出他以为爱就是无条件地接受与付出，就是不懂也没有真的去试图"理解"所爱的对象。

"我知道我爱；我知道我不爱"

某些人的爱，看似伟大的包容，其实来自对于爱与所爱之人没有真心付出理解的黑暗面。有的人决心在感情上从现实的道德观做一位彻底的浪子，不值得托付终身的对象，将"终身不婚"挂在嘴边，当一辈子的阿飞。尽管这个选择荒谬，但呈现出浪子对自己关于爱的观念有多笃定。

某些人很清楚自己的感情，可以很清楚地加以形容。知道自己要什么，知道自己不要什么。更重要的，对于爱应该要有什么样的分寸拿捏，很忠实地展现自己的观念。在爱与不爱之间，不会服从于性爱的肉体冲动。直到上一段关系结束，才给予自己和其他对象在一起的机会。

这让我想起史蒂芬·金的《迷雾惊魂》，主角充满英雄主义的作风导致身边的人一个接一个的发生不幸，大大讽刺了对英雄主义的迷思。

不懂得拒绝，不懂得思考，不尝试去了解自己真正要什么，而爱又是什么。别人要他往东，他就往东；要他往西，他就往西。但爱有时候就是需要冲撞，需要其中一方不理性地展现出理性之外，同样属于人性肉欲、感性、自私的一面。

不然人和机器有何差异？完全服从直觉或理智，在决定真正感受爱、依赖爱而行动的这一刻，命运下了注脚。口口声声说喜欢的人，作为旁观者的我们已经无法相信一位没有自我的人口中的喜欢，到底是不是真正的喜欢。

"谁活在过去？"

不敢爱的人，不敢完全释放人的本性的人，形同没有真正

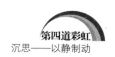

活过，因为他从来没有为自己而活。在人生永不间断的旅程中，《挪威的森林》，迷惘的人困在回忆的森林中走不出去，只因在爱与不爱之间，恍惚间，不晓得自己究竟是否真正爱过。

人有权力对上帝隐蔽自己的内心吗？既然上帝见证了人的一切，理当包括善与恶，他能感觉到人们的真心。那么，上帝只是感觉吗？为什么他有时候有所作为，有时候没有呢？

上帝总是光明正大地看顾人们。

想要达到超升的境界，不能等到痛苦来临时，才展开对此法门的修行。等你遇到，你就知道，但在遇到之前，我们得先准备好。

"预备你自己。"基督教对渴望爱人出现的男男女女们如此嘱咐。

好好培养自己，让自己成为一个值得被爱的人。像是培养譬如识人、相处、沟通等等的能力，毕竟一个人如果刚开始第一印象不错，后来发现越来越无趣，难得的因缘最后大概也只能惨淡收尾。

那预备自己之外还要做什么呢？信上帝的教友跟我说："剩下交给上帝的安排，但预备自己是我们能够做的。"

除此之外，大概就是要勇敢吧！不尝试怎么知道适不适合？当然，我们培养自己有好的眼光就是要避免跟不适合自己的人在一起。但个人经验……就算不适合也能学到许多东西，毕竟有悲亦有喜本来就是人生的滋味。

6. 学会感恩——忘了他人的恩惠容易，忘了自己的仇恨困难

§ **荷兰哲学家斯宾诺莎（Spinoza）说："维持一个人的存在，就是变为他所应有的真面目。"**

我的父亲以前常说："死掉之后要撒在院子树下。"

可惜现在院子也没了。

我小时候住的家卖掉了，因为那是外公的，外公的孩子们要把它分掉，但只有我们家住南投。

所以只能卖掉，用现金分。

买的人盖了超市，树没了，回忆也尘封了。

有钱，我要买一个院子，为父亲种一棵树。

找到一个地方落地生根，奋斗一生的人最后的梦想，返璞归真，人生的目的不一样了，真我因为从庸庸碌碌的尘世走出来，便是超升。

CISA 最终阶段：A 超升（Ascend）

超升不是变成另外一个人，过去的自己与未来更好的自己，都是同一个主体。当我们想要提升主体的灵性，哲学咨询探问："心理成熟是否就能有高贵的情操？"

高贵的情操，不是只有伟人才有，高贵的情操就是使"灵魂美丽"。

超升是一种改变：

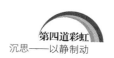

观念的改变、观念成为普遍观念、观念成为生命中的原则。

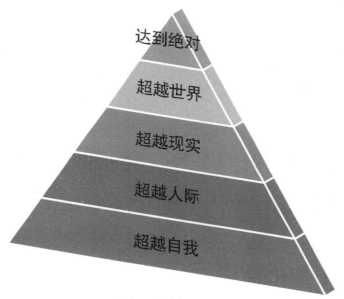

图七　灵性超升的不同境界

超升，使人从被群体影响的"社会我"，重新唤回"真我"。

§ 自觉、自由圆融

丹麦存在主义哲学家克尔凯郭尔（Saren Kierkegaard）认为：

哲学目标是追求内心的平安与宁静，提倡精神意识的超升，唤醒个人的存在意识。使个人生活在群体中，却不属于群体；是群体的一分子，却保有自己个人的完全独立性。

进而，克尔凯郭尔区分出"人生存在的三等级"等于"意识深度的三等级"，与超升的层次平行，意识深度的对象是"自由"。

自我意识和觉醒的自我，即"真我"。

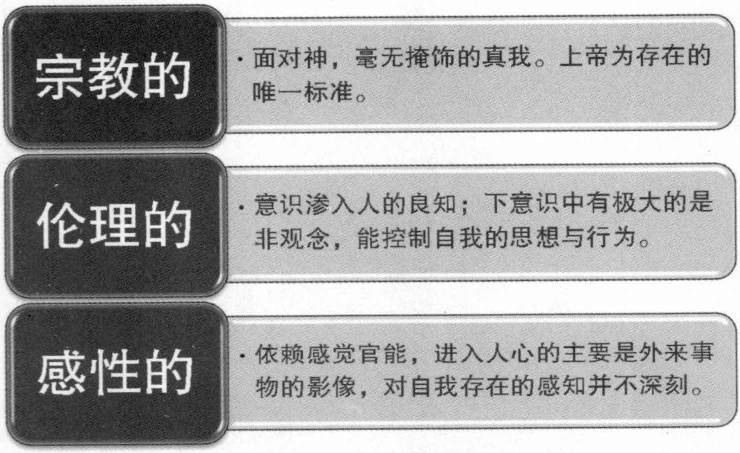

宗教的	·面对神，毫无掩饰的真我。上帝为存在的唯一标准。
伦理的	·意识渗入人的良知；下意识中有极大的是非观念，能控制自我的思想与行为。
感性的	·依赖感觉官能，进入人心的主要是外来事物的影像，对自我存在的感知并不深刻。

图八 人生存在的三等级

若爱会让人痛苦，人还是非爱不可吗？

若我们从亚里士多德的"形质论"来看，每个人都有潜能，运动是潜能到实现的过程。而每个事物都有最适合的自然位置，往自然位置的运动会加速，反之会减速。因为人有爱人的潜能，所以当我们遭遇喜爱的对象，就会想方设法接近他；遇到讨厌的对象，就会想办法远离他。

对人来说，人有人性，而这个人性决定一个人的自然位置。但人很特别，因为人有时候会抵抗自己的自然位置，为了满足外在目的，满足外在世界（家庭、朋友、情人等）。但也因为如此，人会痛苦。因为满足外在目的，满足外在世界有时和我们的本性互相冲突。

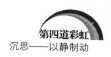

就人的肉体来说，有时累了，为了工作或是达到其他目的，我们不能想睡就睡；就人的理性来说，知道上课很重要的学生，有时也会因为出游或其他理由选择逃课。

同样地，人有感情，有爱与被爱的欲望。作为人的一部分，有时我们不能完全依赖自己的欲望。有时是来自理性的选择，有时则是我们习惯一种世俗的标准，所以中国的女性曾经大门不出，二门不迈，这就是一种爱欲的枷锁。

随着当通奸都有可以除罪化的一天临近，我们了解到世俗的标准会改变，但人性呢？

人性没有变，但人必须去与环境一方面合作，一方面彼此竞争，好求得生存。然而，这是一种往自然位置的移动吗？

在不对的时间碰到对的人，这时候该依循理性还是情感对我们言说的话语？在对的时间碰到不对的人，又该如何自处？

当我们发现原来有那么多单亲家庭，有那么多男男女女对于他们曾经做过的决定反悔了，我再次感受到人的有限所造成人终究无法不犯错。可是犯错有时也是成长的动力，反省的材料。情感是人的本性，无法逃避。偶尔我们因为错误与痛苦而暂时疏远爱的机会与感觉，可是我们无法舍弃本性，终究人性还是与我做为人当有人性的生命体同在。

对的时间、对的人，也许出现的时候不会是最完美的，但人本就不完美，既然非爱不可，至少我们可以决定要爱得有智慧，或是爱得疯狂、爱得天崩地裂。可是我们不能忘记爱不是单向的，而是双向的。所以我们不能决定他人爱自己，但我们能够决定自己去爱，以及爱的方式。尽管有时我们必须多少遏止我们的热情，但适当的遏止不是扼杀，而是为了给予彼此一个互相尊重、舒适的交往环境。

对爱有烦恼或正在烦恼的人，痛苦与悲伤都会过去，但你会活着，而爱的人性也会随着你活着继续存在。所以无论多么痛苦，都不要放弃希望。

7. 我是命运的主人——宽恕已经犯错的罪人

澳门电影《伊莎贝拉》，电影海报上令人触目惊心的标语写道："在澳门生活，没有名贵手表，人们不是看不起你，是看不到你。"

在笑贫不笑娼的社会，台北也好，伦敦也好，巴黎也好，何尝不是。

在欧洲，公园到了周末总是人满为患，那边没有禁止踏草皮这回事儿，草皮就是拿来野餐、打盹儿、看书，总之可以进行种种让人放松的事情。就算不是公园，像是博物馆外头的草皮，那也是晒太阳的好地方。

中国以前没有公园，中国第一座公园是清末上海作为法租界，法国人造的。他们生活中不能没有公园，但中国过去没有公园的概念。

中国的"天下为公"，一直都是"家天下"，而不是"公天下"。所以废水、垃圾可以往家门口外面倒，但自己家必须维护得很整洁，所谓家丑不可外扬的观念，更是为现今华人熟知。所谓公园，那是必须建构在人们将公共场所认定为一个公众享有，

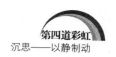
且必须负责，加以维护的场域。而不是一个不属于任何一个人，所以任何人都不需要负责任，可以随意破坏的垃圾场。

现实社会的问题，归根还是一个公众观念的问题。

老家有公园，但很少有人需要，因为南投本身就是一个大公园。也许就是因为这样，每次回家总能忘却在台北生活的种种压力。因为这座公园不但有植物，还有其他愿意聆听与吸纳我的烦忧，爱我的家人及好友。

我喜欢草地，喜欢阳光，喜欢打盹儿，所以我喜欢公园。

§ 美国心理学家弗洛姆（Erich Fromm）认为："理性只是人应该怎么做，由此教导人何谓善。故道德力量就等于德性。"

超升的例子，让我想到两位哲学人物，一位是福柯（Michel Foucault）；一位是弗洛姆（Erich Fromm）。

福柯在对于权力与知识的批判中，将权力从尼采的权力意志，转为权力意向（intention）。但有一点两者是共同的，就是都是朝着一个方向，人们不断的像是在追求一种更大的权力，而权力来自关系，个体与个体之间，以及个体与群体之间进行一种富有生命力的追求与展现。

我们每个人都应该正视自己天赋的权利，自我提升，使自我完满地超升。但社会价值观，以及他人的眼光有时让我们不敢振翅高飞，使我们走向安稳的群体，放弃富有生命力的追求与展现。

然而，不同的在于福柯认为这种意向并非完全由主体自身能够决定，但却又必然产生而无法闪躲。因为个体与个体间的差异，注定会产生不对等的关系，进而造成强者对弱者，弱者对更弱者的一个序列。

我们千万不要轻易放弃，有些人安慰自己："一时放弃不表示永远放弃"。但我可以很肯定地告诉读者，一时放弃的念头几乎会成为永远放弃的念头。这是人的惰性，并且使得意志力更强悍的人，那些强者有机会凌驾于你的头上，主宰你的命运。这是一个弱肉强食的世界，我们必须坚强起来，提升自我到足以面对生存挑战的高度。

加拿大职业咨询学者班都拉（Albert Bandura）强调行为、个人认知与环境三者对人的影响，用于职业发展咨询，可化约为兴趣培养、做出选择，以及实现的三个阶段。

超升是不是一种实现？如果是，又是什么样的一种实现？

人在每个阶段的经历都不是主体自身所能完全决定的，可是人们似乎又必须要做出这样的选择，当我阅读班都拉的自我效能论，便感觉到造成影响的因素就如同班都拉所说的那样多，自我学习与成长的历程、他人的看法与建议、情绪与生理的影响等等。处于意识形态成长的我们，乃至于从基因决定论的角度，主体似乎越来越难确定什么才是真我。

简言之，人是一个复杂的综合体，有自然天赋（基因），又受到后天环境影响（文化、社会……）。正因为如此复杂的成长过程，我们经常无法理解自己。学习哲学咨询，正是学习如何梳理出自我的面目，好让自我得到安放。

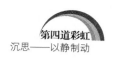

弗洛姆，他在《自我的追寻》一书第三章谈人的弱点时写道："人和动物在生存上主要的不同是：人在适应周围环境的过程中缺乏本能的调节。"

动物可以，但人不行，所以人透过改变环境来达到安置自身的目的。

和黎建球以哲学为基础的 CISA 法，超升的概念相呼应。台湾职业咨询著名学者金树人引《大般涅槃经》"苦、集、灭、道"与"开、示、悟、入"的圆满层次，金树人写道："咨询师的终极关怀，是如何提供一些条件，让对方产生有意义的改变。改变不是偶发性的改变，而是系统性的改变。"

苦	・为果之苦 ・认清痛苦是什么
集	・为因之集 ・确知痛苦的来源
灭	・为果之灭 ・确定痛苦之可治
道	・为因之道 ・消除痛苦的修炼

图九　苦、集、灭、道的圆满之路

	苦	集	灭	道
开—觉察	接案阶段	心理监衡	质疑阶段	未来规划
示—洞见	困扰检核	结果解释	意志抉择	决定控制
悟—灵动	解困需求	原因集成	难舍能舍	回溯控制
入—超升	松绑阶段	假设验证	下定决心	追踪辅导

图十　开、示、悟、入的成佛之路

超升宛如"圣母升天"（abscend）：灵魂与肉体没有改变，境界改变。质没有改变，量也没有改变。

超升使人回到灵魂的完美跟纯净：和上帝一致。

◎**哲学咨询动动脑——踏上心灵幽径**

小结 CISA 法的四阶段：

C 觉察（Consciousness）：自我、他人、关系。

I 洞见（察）（Insight）：

（1）层次性说法：条述型、架构型；

（2）问题模式说法：发展型、交叉型。

S 灵动（Spiritual Moving）：自我检视、灵动翻转、自我反诘。

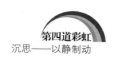

　　A 超升（Ascend）：超越自我、超越人际、超越现实、超越世界、达到绝对。

　　营造一个幽暗的环境，开一盏小灯，播放能让自己精神放松而非亢奋的音乐。

　　以 CISA 的四阶段为脉络，想象一个美丽的世界，那个世界有你认为最重要的人，有你最向往的处所，在那个世界，你能成为所渴望成为的"那个人"。请把那个美丽的世界描绘下来。

第五道彩虹
对话——仗不是一个人打的

　　"陷入哲学困境就像这样一种情况：一个人在房间里想要出去，却又不知道怎么办。想从窗户跳出去，可是窗户太小；试着从烟囱爬出去，可是烟囱太高。然而只要一转过身来，他就会发现，房门一直是开着的！"

　　　　　　　　　　　　　　　——维特根斯坦（Ludwig Wittgenstein）

1. 人生是一条长河——我们向大海奔流，万川入海，不再分你我

在我们有了一条向上提升自我的阶段性愿景后，我们得回归到内心最诚挚的自我灵性与肉体，主体与世间客体的对象情境。这是一场和谐的宴会，我与他我共舞，进而在对话中。

从有我到忘我，从忘我提升到无我之境。

禅宗有个公案：

地方上有位名医，他虽然医术精湛，救活不少人，但也目睹不少人死去，所以对死亡非常恐惧。有天医生在路上巧遇一位僧人，医生便向僧人请教："是否学会了禅，便可忘却死亡的恐惧？"

僧人告诉医生："这个问题我无法告诉你，但你可以向南隐禅师求教。"

医生长途跋涉，找到南隐禅师修行的寺院。告知来意后，医生本以为南隐禅师会给予自己一点开示真言，没想到接连三天，禅师只告诉医生："身为医生，你应该赶快回去医治病人，而不是把时间花在我的寺院里。"

医生面对禅师的态度，内心不解："难道我回去继续救治病人，就能了却怕死的恐惧？"终于，医生在第四天忍不住向禅师抱怨："如果这就是所谓的禅，那从此以后我便不再向您请教，这就打道回府。"

南隐禅师对医生微笑，也不挽留他，只说："想想什么是'无'吧！"

医生回家后，平常工作，闲暇时就思考"无"的意义。

一年多后，终于明心见性，医生前往叩见南隐禅师，表示自己终于参透此中真谛："眼看他人死，我心急如火，不是伤他人，看看轮到我。过去我一心挂念自己，却忘了眼前的病人。一心担忧自己的生死，却忘了身为一位医生的责任。一个想要了却责任，只顾自己的人，又怎能体会禅，真正达到生死两忘呢？"

禅师听完医生的话，点头称是："从忘我到无我，那就是禅心的显现了。"

参透世间真谛，如何进行自我与他我的对话，并非无穷无尽的言说，而是如禅宗公案，需要方法，懂得如何适时提点，如何暗藏机锋。

哲学咨询中，有所谓"苏格拉底对话法"，透过苏格拉底对话法，我们才能在与自然万物的问答间，不被万物所役，而能真正役于物，达到自由自在的灵动之境。

苏格拉底对话法中，对话间的唯一主体是"人"：

（1）人是由灵魂与肉体组成

《斐多篇》：

灵魂（Anima）：精神实体，不灭的单一体，不可感、不可见，肉体消亡后，灵魂从一处移到另一处。

理智（Nous）：内在认识的官能。

肉体：物质体，会消亡的复合体，可感、可见。

感官：外在认识的官能。

《申辩篇》：

死亡：死亡之后的世界为人所不可知。故不知死后灵魂移居的处所是好或坏，但苏格拉底认为有可能是好的，并且在那边可与伟大已逝的哲人与神灵相见。

然而，在《斐多篇》中，苏格拉底对斐多表示灵魂所要去的世界是一个极为美丽的世界，那里有所有的动物、神灵等等，极为美好，这与《申辩篇》中，苏格拉底论死后不可知的言论相悖，而《斐多篇》按学者说法属于柏拉图四十岁之后的中期对话录，故可能属于柏拉图的思想。

（2）对物质世界与宇宙本原的追求拉回至现世

原先崇拜亚那萨哥拉斯，因为亚那萨哥拉斯谈到一切认识都归于"心"，但苏格拉底在学习亚那萨哥拉斯的理论后发现他谈的还是物质性的，而不是精神的。苏格拉底所要探讨的是以人为中心，并且是包括物质性，更重要的是对灵魂所能认识的探究。

（3）人追求幸福

《高尔吉亚篇》：最高的幸福是所有灵魂都应该追求的。有智慧的生活，就是有德的生活。

有真人，然后有真知，苏格拉底论知识的内涵：

①知识是"名实相符"①：蒙蔽自己的心无法获得最大幸福

苏格拉底认为知识是"结合"、"一致"，要和"事实"一致。故知识就是真理,不依赖于感觉,而是依赖于不灭的灵魂,理智的认识。真理是永恒不变的，灵魂也是永恒不变的，故才能达到所谓的"符合"。

最大幸福，与真理切割便将遥不可及。

我想起人们经常提起的一个问题："时间是否能冲淡内心的伤痕？"

答案是"能"，也是"不能"。

怎么说呢？面对咨询室内的咨询者，他们都希望透过最简单的方式解除内心的痛苦。但最简单的答案，是相对简单，而不是绝对简单。

就像一个人得了癌症，医生为病人规划最能达到治疗效果的疗程，但这个疗程不等于医生能拿出一颗仙丹，病人吞下就能药到病除，病人可能还是要接受化疗、吞服药物，以及开刀，可是相较更繁琐的治疗过程，相对来说已经简化到最有效率的限度。

---

① 参阅柏拉图《对话录·克拉底鲁篇》，苏格拉底为与探讨物质、感官认识、变动的宇宙论哲学家做了切割，以符合他对于知识的看法：

A. 赫拉克利特：流变说；火本原说。

B. 普罗泰戈拉：原子是物质性的，对物质性的认识只有感觉；人是万物的尺度，也是存有的尺度。

有人说时间是冲淡内心痛苦最好的解药，实际上只有一种情况这答案是正确的。就是真正愿意面对问题，处理伤口的人。处理自己的伤口，那是一条曲线的自我疗愈历程。就像股票，短线看起来有高、有低，长线看其实整体的价值不断往上提升。

·－分阶段。起初，对自己是否能痊愈充满怀疑，经过一段自我怀疑的过程，凝结出问题的重点。

·＋分阶段。时间正向的自我鼓励，以及咨询师提供的正向思考协助，状况好转，开始感受到生命的乐趣。

·－分阶段。感觉快乐的效果短暂，自我肯定再次面对自我怀疑、忧郁、效果不如预期的负面情绪。

·＋分阶段。经会谈与更清楚的自我认知，尝试新的方法，面对更细致的问题，和缓但更坚实地建构更健康的心灵。

·继续进行自我疗愈的历程，直到真正超脱。

以上的历程需要花上相当时间，看咨询者个人的悟性，以及伤口的轻重而定。透过咨询，透过咨询者自己愿意面对伤口、处理伤口的实际行为，才有可能随着时间使伤口痊愈。

当伤口不存在，不愿意面对问题，解决问题，伤口永不会痊愈。有时候伤口也许表层看起来好了，实际上表皮底下仍是一团烂肉，经不起一点压力。在两性问题上，这种情况屡见不鲜。一个真正走出情伤的人，再次遇到旧情人，能发自内心的从容面对；一个从未真正处理情伤的人，平常看起来好似淡忘过去，结果一遇到旧情人却立刻当场崩溃。

"时间"加上"确实处理伤口"，才能达到所谓冲淡内心伤痕的作用。光只是让时间匆匆走过，问题不会自动解决，只是被某个人视而不见，成为埋藏在生命中的未爆弹。

②知识无层级 [①]：知道就是知道，一知半解等于不知道

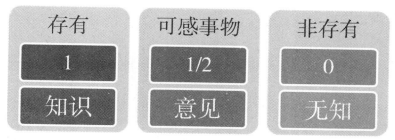

图十一　苏格拉底区分知识的层次高低

苏格拉底在《斐多篇》中说：

柏拉图以为灵魂才能认识真理，因为灵魂是纯净的，能够与真理最大程度、没有杂质地展开认识。

当我们进行心灵的自我疗愈，必须有完全剖开自己的心理准备。这是一个零和赛局，如果无法 100% 坦诚面对自我，等于保有任何一点自我欺骗的空间存在。而任何一点自我欺骗，

_____

① 　参阅《高尔吉亚篇》：

（1）知识与非知识必须厘清：如"修辞学"苏格拉底表示不是一种严格他所谓的知识，因为任何一件事不能同时好，又是坏的。对于如修辞学这样的学问，苏格拉底并没有明确用一名称定义。不同于柏拉图对于知识有所层次高低分类（图十一）。

（2）知识不等同于信仰：信仰不产生任何知识。

等于是给予过去那个软弱的自我、黑暗的自我东山再起的机会。

就像今天你希望得到对方给自己的承诺，那是一个百分之百的承诺。当对方说："我爱你。"那个爱是完整的，没有保留的。又如同当你怀疑对方的爱，对方的保证同样是没有一丝虚假的。

不是完整的，要来又有什么意义？完整是一种态度，一个决心。过期的牛奶，哪怕只过期几个小时，那还是一瓶过期的牛奶。

想要彻底和过去不堪回首的自我说再见，就要真正做到永远不见。

③知识为源于经验而不完成于经验的普遍定义①：当我们做对的事情，我们要明确知道我们为什么做

人要知道自己为何而活，为何而战。不管追求的是什么，

---

① 亚里士多德：《形而上学》：当亚里士多德谈到苏格拉底与柏拉图有何不同时，他写道："有两件事情应该归于苏格拉底名下，'归纳性的论证'（或'归纳推理'）和'普遍性的定义'，这两者都涉及知识的根本原则，但苏格拉底并没有使普遍性和定义成为孤立的东西，有些人却把它们当作孤立的，并称它们为'理念'。"

例如《卡尔米德斯篇》中，苏格拉底问卡尔米德斯：什么是"节制"？他挑选卡尔米德斯是因为听说卡尔米德斯是一位"有节制的青年"。问答的过程涉及节制的行为，并逐步厘清对于节制的观念是否有谬误之处。故苏格拉底探问的不是一个人对节制的看法，而是借由与卡尔米德斯的对谈，提出从他处得来关于节制的种种看法，尝试将个别看法进行归纳，并归纳出一个关于节制的普遍定义。

名也好、利也好、理想也好、梦也好，尽力去做，对得起自己，都值得被尊重。但如果以伤害他人的阴险方式出头，那就不值得尊敬。

无论想走哪条路，除了自身因素，成败最后还是逃不过命运与机会。但创作者也无须气馁，因为"时势"也许造就成败，但不妨碍认真走一回，那份"对得起自己这一生"的豪气。

从实际善经验，化经验为刻骨铭心的善观念。终至能超脱成败，逍遥于物外的人，才能成就真我，不枉此生。

这个将行动铭刻于心的方法，有两条主要路径：

·归纳推理：苏格拉底每每对于德性的辩证，都是从现实的、个别的经验所得。

·普遍定义：从个别的经验所得，苏格拉底进一步探求一个普遍的定义。

我们对经验进行推理，然后获取一个普遍的观念。如果你今天要戒酒，不只是行为上不再喝酒，更重要的是我们从喝醉后失序的表现，以及对健康的伤害，厘清出一个戒酒的理念（为了家人，或是因为宗教……）。所以尽管不喝酒也许少了一分生活乐趣，但我们知道我们为什么要追求那份比肉体乐趣更高层次的满足。

2. 生命史是辩证史——唯有是非黑白分明，真我的美丽彩虹才能显现 ①

想要实践自我疗愈的旅程，我们必须先预备好自己，符合几个前提，先放下自我过去的我执，顺从苏格拉底对于一位真正求知者的要求，然后我们才能真正展开学习，与自我展开所谓"苏格拉底对话"：

（1）无知：

进行对话前，先承认自己的无知。

---

① "真定义，即没有反例。"苏格拉底认为探求真理不只是为了满足求知欲，而是使人完满。故知识与德性（arete）之间密不可分。

I. 有智慧，即有德者；

II. 知识不能与德性切割，知即德。《美涅克塞努篇》："离开正义与美德，都可以看作是一种欺诈，而不是一种智慧。"；

III. 德性：德性向善，人天生向善，向恶乃是肇因于无知。亚里士多德在《尼各马可伦理学》写道："如果人们不相信一件事是最好的事，他们就不会去做这件事；如果他们做了，那只是出于无知。"然而，柏拉图在中期对话录《美诺篇》中表示："美德不等于知识，美德来自神的恩赐，故美德不可教。知即德，则除非美德是一种知识，才可经由教育传递。"透过这样的论点，柏拉图由教导童奴了解几何的例子，对美诺说明知识是一种回忆。但早期对话录中苏格拉底并没有这么说；

IV. 追求真理可以牺牲生命：《申辩篇》与《克里托篇》中，苏格拉底接受了判决，没有选择逃亡，并且他希望友人教导他遗留的儿子，将对于事物的判准，懂得要置于良善之前，以良善为准。

（2）助产士：

《申辩篇》：

苏格拉底在得知判决后，对在场所有人表示他今天扮演牛蝇的角色，是神所赐，目的是帮助人们求知。

（3）存而不论：

对于不清楚的不妄下定论，如：死亡。

处于信息爆炸的时代，你很可能经常透过手机、计算机网络和他人对话，吸收各种信息，但你多久没有跟自己内心的声音交谈，倾听内心的渴望、反抗、软弱与哀鸣？

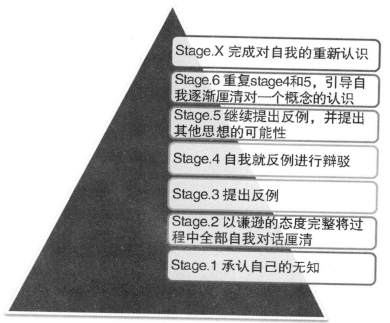

图十二　苏格拉底对话法的操作历程

没有良善，是非就不可能真正显现。如韩非子就曾在著作中的《说难》篇举了一个故事：

> 昔者弥子瑕有宠于卫君。卫国之法，窃驾君车者罪刖。弥子瑕母病，人闻，有夜告弥子，弥子矫驾君车以出，君闻而贤之曰："孝哉，为母之故，忘其刖罪。"异日，与君游于果园，食桃而甘，不尽，以其半啖君，君曰："爱我哉，忘其口味，以啖寡人。"及弥子色衰爱弛，得罪于君，君曰："是固尝矫驾吾车，又尝啖我以余桃。"故弥子之行未变于初也，而以前之所以见贤，而后获罪者，爱憎之变也。故有爱于主则智当而加亲，有憎于主则智不当见罪而加疏。故谏说谈论之士，不可不察爱憎之主而后说焉。夫龙之为虫也，柔可狎而骑也，然其喉下有逆鳞径尺，若人有婴之者则必杀人。人主亦有逆鳞，说者能无婴人主之逆鳞，则几矣。

弥子瑕小时候长得很可爱，十分讨卫国国君喜爱。有一次弥子瑕的母亲生病了，他假冒国君的命令借了马车去探视母亲。卫国国君知道这件事，非但没有按照国法论处斩断双腿的刑罚，反而称赞弥子瑕孝顺。

弥子瑕跟卫国国君逛果园，他摘下桃子吃了一口，把剩下的半颗分给国君。国君不但不生气，还对众人说："弥子瑕对我真好，把自己吃了觉得好吃的果子分给我吃。"

多年后，弥子瑕年老色衰，不再如小时候那般可爱。犯了罪之后，卫国国君想到以前弥子瑕偷驾他的马车，还有拿吃过的果子分给自己等种种旧行。明明弥子瑕和从前的行为都没有什么改变，但因为国君不再宠爱他，以前亲昵的行为，如今反而被视为大逆不道。韩非子透过这个故事，告诉人们：人心的变异，往往才是左右事件发展的关键。

一个人以前被喜欢，后来不被喜欢，为什么？难道真的有人改变？其实变的往往是人心。一对情侣在一起，刚开始你侬我侬，能够包容对方所有的缺点，甚至把缺点当成优点。感情不再了、淡了，以前不觉得是缺点的部分顿时都成了缺点。可是明明两个人基本条件跟个性都没变，只是因为心变了，一切都变了。你说，这样一来，到底是世间的道理变了？还是人自己因为观点转变，而误认为是世间万物改变，影响自身呢？

对苏格拉底来说，因为自身改变而误认万事万物改变，这不是真知。真正的真知，即德，应该是所有人都应该去遵从的一种美好境地，故德本身不会变，那才是真正值得追求的最高价值。

3. 不前进，便后退——自我提升是一条永不回头的道路

苏格拉底对话法并非过时的古代哲理，而是千年来不断演进，如今甚至融入咨询与高等教育教学现场的实用方法。

（1）源起

苏格拉底对话法的现代发展，最具有代表性的就是"以问题为基础的学习法"（PBL, Problem-Based Learning）。

PBL 的教学形式可追溯至古希腊，如苏格拉底在《对话录·卡尔米德篇》中便以问题为发匮，尝试帮助他人厘清对于知识与真理的面貌。

苏格拉底与克里底亚、卡尔米德对话的历程，并非以相对立场的角度进行说服，而是将自己置身于与听众一样的处境、立场，对于相同立场与处境的想法予以深度的剖析与提问，并且同时借由不断的对于理论反思后生成的理论再反思，引导听众深度思考，使听众于思考过程中正视到原理论的缺失与错误，而达到听众相信苏格拉底所信之物，而非以对立的立场进行不断地说服。

故追本溯源，PBL 乃是源于苏格拉底对话法（或称诘问法）的一种发展形式。近代由 John Dewey 所提倡，而实际用在大学教育课程乃始于四十年多前，加拿大 McMaster University 的医科，斯坦福大学（Standford University）和范登堡大学（Vanderbilt University）则运用于行政人员培训。此教育在美加行之有年，并且广泛推广至医科以外的其他科系课程使用。

故 PBL 教学法的主要目的合乎其原型"苏格拉底对话法"的精神，短期在于培养自主洞察外在世界的个人，长期则是培养对于生命有积极态度，并能自行透过苏格拉底方法解决推广至个人生活圈以外的生活各层面的整全人。

综观苏格拉底对话法，可以归结出苏格拉底对话法的重点摘要，基本概念有以下七点：

A. 求知是人的天性：

人追求的知识，那知识是真理，而真理是每个人都要追求的。人天生拥有追求知识的能力，只是有的人没有展开追求，以致无法达到真知。

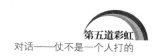

B. 求知能通往高于物质的精神幸福：

追求真理是一种幸福，而这种幸福是每个人，毋宁说是灵魂所要追求的。

C. 知识当与德性符合：

知识不是学问与学术，而是与生活结合，符合德性的行为表现。

D. 求知的起点是无知之知：

真正的知，是一种由"无知之知"开展的一种对真理谦虚追求的态度。

E. 求知的方法是对外界与自我的觉察：

认识同时是面对经验世界，同时还要就经验所得进行理智的活动。

F. 帮助他人求知：助产术

苏格拉底称自己是牛蝇。

G. 知识来自神的恩赐，非仅靠人力便能达到

神赐予人求知的能力，但单依靠人自身尚无法达到最高的真理，必须向更接近真理的超越者去求道。

就苏格拉底方法，从之后的发展来看，如 PBL 普遍能提升学生之学习成果，但对于学生学习意愿，则有待授课教师在执行上好好思考实行 PBL 的方式。

尽管 PBL 已经是将先苏哲人的智慧与当代社会进行了许多层次的共融与转化，其一就是苏格拉底的知识论与他的对话法之间有道鸿沟，使用对话法的人不见得了解且愿意了解苏格拉底的知识论；而 PBL 和苏格拉底对话法之间，一般教师把前者当成一种教学法，但哲学把后者视为苏格拉底哲学的一部分，同时也是苏格拉底知识论的一部分。

对话不只是帮助了解，更能改变世界。

据说六祖慧能为躲避同门师兄的追杀，遁世多年，再出世行经法性寺。听见寺中僧人正为一件事辩论。

一派僧人指着竿子上飘扬的旗帜，说："旗子动，乃是因为风吹，所以动。"

另一派僧人说："旗子动，和风吹无关，乃是旗子本身飘动。"

两派人争论不休，慧能走了出来，对两边僧人说："非也，旗子飘动既非源于风，亦非旗子自身，而是你们的心在动。"

透过认识，我才对自我有所认识，并且对非我的一切有所认识，如此才能安放自身。而世界不仅仅只有物质，世界也是概念的世界，如：意识形态（ideology）。如繁体字与简体字，背后的意识形态有很大的差异，当初大陆使用简体字，除了方便，更重要的在"文革"底下要与过往中华儒家文化进行切割，要创立一个新的文字形态。这是文哲所不清楚的，却是我们身为中华文化底下的一分子所了解的。故文字只是工具，意识形态才是背后真正的概念。

那么，任何一种主义的支持者是否能够使意识形态所有转变，达到他们所寄望的充满平等与爱的理想国呢？在对话用的语言背后，意识所要引领我们寻求的，乃是一种现世中对于"论述优位"——心中的天使与恶魔，谁战胜了，就会影响我们行善或行恶——位置的争夺。

以女性主义为例，如女性主义经典之作《第二性》中"当代女性·处境"这一章，波伏娃写道："要在这里寻求隐蔽的世界灵魂却是妄想。不应当把善看作某种存在物：世界不是和谐的，而且任何个体在它那里都不占主要地位。"波伏娃在这一章最后一段，以为能解决这个困境，必须从女性的经济地位展开努力。可见对比精神的不稳定与抽象性，改变世界的基础还是要从现实面、物质面下手。

法国哲学家鲍德里亚（Jean Baudrillard）在《美国》（*Amérique*）一书中写道："自由被视为公众行为，是一个社会对于自身展望及价值的集体论述，而当个人从社会习俗中解放或社会处于骚闹不休时，自由其实会销声匿迹。"又道："自由与平等，如同舒坦与优雅一般，只会出现在打从初始便存在的地方。……民主预设起跑点的平等，平等主义则预设终点的平等。"

语言作为人们言说的工具，同时显现表达对象之内涵与说话者之间的关系。故当我们使用现在的中文，好比对于"孝顺"的理解，中国人想的孝顺可能是"养儿防老"；而西方人想的孝顺是"与父母为友"。

内涵乃是整个意识形态与历史加诸于我们对于该语言使用的认知与行为同一，一旦认知与行为有差异，就产生伦理上的对错问题。故语言只是表象，但唯有透过这个表象，我们才有可能透过实际行动传递出我们对其本质的理解。

　　我们若将对话置于整个历史脉络、人的生命历程来看，我们对于语言的使用毋宁是被"先有"的历史——也是构成我们现在使用语言的历史——赋予对于外在世界指涉的初步认识。故精神的表现是有限的，难以冲破历史，难以冲破意识形态。然而，当我们发现语言指涉的与我们企求的不合，冲突于是产生，但正是由于这种冲突——譬如对于封建制度的不满、对于不平等与不正义的不满——人类才有进步的力量。进而，语言不再只是赋予与被使用，而真正成为少数有洞见的存在者创造新的语言内涵，用以改变现实世界的思想工具。

4. 朝向绝对精神——朝错误的方向前进，跑得越卖力，只会离理想越遥远

　　洞察，是为了尽可能呈现出物自身的本来面目。[①]

----

　　① 这个问题是胡塞尔与康德不同之处，也是现象学与德国观念论的差异。"物自身与现象之间不再有区隔"，但这个看法也是一种假设。透过直观，我们是否可以真正洞悉物自身是什么？按台湾学者陈向明的看法，物自身即所谓本质，本质与现象不可二分，我们所见到的即是本质，同时也是现象。从哲学的角度切入，胡塞尔的假说已经在与现象学密不可分的诠释学之后进行了更多研究与探讨。故回头来检讨陈向明对于胡塞尔的两个现象学认识论立场，我们发现所谓的客观性，首先我们确实能够面对事实本身，透过人的外感官，始于经验的认识，可是为什么认识于个体间会有差异？重点就在于所谓的"普遍性"与"特殊性"同时存在于个体之中，个体不只是个体，每一个个体同时也是主体。

个体与个体间存在普遍性，譬如人有感性（外五官、内四官），以及理性与悟性。可是人的生命历程，以及个体肉体与先天智能等各方面的差异，造就了个体发展的独特性。至此，个体得以因为特殊性而获得主体性，同时主体又因为个体间的普遍性得以形成群体，以及个体与个体间的理解。

故面对是一回事，事实是否呈现又是另外一回事；直观是一回事，直观能够使现象的共相呈现出来又是另外一回事。

逻辑才是质性研究那个统摄研究者普遍性与特殊性，得以使所面对的客体对象所呈现的为客观认知的筛子。我们用逻辑来认识，因为逻辑合乎理性；用逻辑来验证，因为万事万物皆有一理。然而，完全依赖逻辑却又失去了理性之外的其他内在与外在文本所能提供的更多信息，如文学性等等其他的手法，那是用以表达不能单靠理性所能处理的，如情感、信仰等等非理性议题。

好比咨询师要面对的挑战有很多，其中一个就是咨询者的质疑。质疑的不是咨询师的专业能力，而是咨询师究竟能不能理解自己。所有质疑与回应，都包括对理性与感性的伤痛，以及渴求一个理性与感性兼具的完美答案。

这个质疑来自咨询者认为与咨询师之间的背景差异太大，好比一位年轻的咨询师，如何能理解中年失业的咨询者；一位男性咨询师，如何能理解失婚女性咨询者的心路历程；一位异性恋咨询师，如何能理解同性恋咨询者在社会上所遭受的歧视等。

咨询时，自身对对话的自我认知、兴趣、意图，对人小至自然行为，大至文化进行客观描述、分析，最理想的情况，说话者与聆听者达到两者之间的整体性与和谐性。反过来说，若对话无法将自身研究对象之间视为一整全的连续体，并且彼此和谐共生，使对话得以深入研究对象本身，之后想要跳出来看的生命历程便达不到够深入、切中人本质深处的要点。

以 BL 小说（Boy's Love 的缩写，为男同性恋小说，但有趣的是此类小说主要读者为女性。此小说类型主要发展于日本，于台湾亦有读者群，如日资的台湾尖端等出版社便有举办 BL 小说竞赛。）写作为例。咨询师可能和咨询者日常有着不同的生活体验，但咨询同样需要对话法来进行了解咨询者的活动。但咨询的目的不是提供一种纯粹客观的研究结果，但需要在对话过程中对同性恋达到尽可能客观的理解，方能尽可能真实地呈现男同性恋社群的样貌。

然而，小说面对读者，必须提供，甚至满足读者想要看见更多、了解更多，尤其在同性恋情已经逐渐开放的今日，获得这方面信息变得容易，所以要想让更多读者阅读自己的作品，就必须挖得更深，并且还要了解读者的口味，撰写读者感兴趣的议题。所以读者对于男同性恋的特殊性，比起男同性恋和异性恋没有差异的部分感兴趣得多。对照研究，一篇有价值的研究也在于能够提出和过去研究不同的差异，或是对过去研究结果有更进一步的延伸探讨与深入分析。

上至学术殿堂，下至黎民百姓。从论文写作的角度来说，研究者是否需要去了解读者的口味呢？在这个大家都需要研究经费，申请资助金的今日，也许这个问题和一位靠写作糊口的作家都同样需要面对。

尽可能保持开放与客观，让了解自己如同作家了解自己在写作。不要入戏太深，避免跳脱不出既有观念的框架，深陷其中。

5. 向上！向上！向上！——无畏，而不是无谓

哲学咨询相较传统咨询，在于哲学咨询讲求面对每一个人，都要完整地理解对方的生命历程，而不是提供测验纸本，以量化数据来认识人。

以笔者高中做出的测验为例，当时我的学业表现相较同学属于差劲。老师、同学对于我在大学求学，以及未来的职业发展均不敢表示有什么太好的期望。更重要的，没有任何人跟我提过"哲学"这门科目，我能接收到的信息就是那些鼓吹热门科系的号角。好像不考上这些科系，就等于落榜。幸好当时我没有接受这样的价值观，而用自己的方式展开人生旅途的追寻。

笔者用自身实践的方式去拓展自己的兴趣，并且了解该兴趣的内涵，所以我念过大众传播、念过应用外语，最后才走入哲学，而我在哲学领域的发展胜过我在高中时期的学业发展。但哲学可属于类型论的区块？或许有所谓"哲学学者"、"哲学教授"，但可有所谓"哲学人"？

故身处这个仿佛以社会经济地位论定人生的现代台湾社会，咨询师应该要比一般民众有更高的自觉。毕竟职业发展不仅仅关系一个人的工作取向，其背后更会影响一个人的人生。

咨询不是劝说一个人接受现况，尤其哲学咨询谈的是人如何自我提升。如一个电脑工程师接受加班的薪水，所以他超时工作，结果最后过劳死。私以为咨询师应该要告知他这个工作

的风险，并且也告诉他一个劳工应该承担的最大限度在哪里，以避免咨询者做出逾越风险限度的事态发生。

犹记得，前几章我们说了水仙的希腊神话：

纳喀索斯（Narcissus），在希腊神话中，他是一位美男子。林中女神艾可（Echo）爱着纳喀索斯，但艾可受了赫拉的诅咒，只能重复别人说的话。

纳喀索斯在湖畔见到自己的倒影，着迷于倒影的美，他对自己的倒影倾诉衷情，艾可便重复着纳喀索斯的话，像是"我爱你"。最后纳喀索斯无论如何都无法与自己的倒影相拥，得不到更多的响应，他因爱的哀痛而死在湖畔，化为水仙花，艾可则是风化为岩石。

Narcissus 如今成为水仙花与"自恋"的意思；Echo 则是回声的意思。

这个希腊神话给予人们什么启示？对于教育现场并没有认真研究过的笔者来说，城乡差距相对之下则容易理解得多。譬如笔者毕业的高中，其高中入学分数乃南投区最高，但一年平均出不了三位台大生，毕业生能考上"国立"后段分数的学校已经足以让师长欣喜。来到台北读书后，我才了解到城乡之间资源多寡的差异有多悬殊。

私以为，教育的功能被夸大了，尤其在台湾，根本到了被神话的地步。

现在越来越多年轻人考研究所，越来越多人发现这对于社会造成的问题。就我看来，问题就在于过往社会价值观赋予研究所太多幻想，赋予学业高低太多幻想，而这些幻想使得对未来迷惘的年轻人仅仅抓住这个幻想。但仔细想想：为什么人要抓住虚无缥缈的幻想？年轻人要满足的其实是社会所无法给予的安全感。

§ 马克思：**"生活就像海洋，只有意志坚强的人，才能到达彼岸。"**

台湾经济富裕，但经济不能转为完全的安全感。

岛内知名教育财政学者许添明教授说得好："钱不是问题，因为光用钱买不到好的老师，买不到好的教育。"教育财政关系到的不只是教育的问题，而是国民生存的问题。钱可以买来营养午餐，可以买来课本、教具，但钱花错地方，本末倒置，便没有办法发挥真正的功效。

我们看现在被吹捧的社会典范，以及被鼓吹的社会价值，给予年轻人太多幻想，却蹂躏年轻人幻想的代价。根本违法的工时；不讲仁义只讲数字的资方管理态度；无论书读得多高都躲不过的量化评鉴——分数、资产、身材……教育如果告诉年轻人爱虚幻的倒影，最后年轻人将溺死于不存在安全感的虚无缥缈所汇集的黄泉底下，尸骨无存。

§ 马克思：**"哲学家们只是以不同的方式解释了世界，但重点在于：改变它！"**

咨询师或一般社会上一大堆"老师"的角色，很多只是如艾可一般，嘴里重复爱，实际上却没有价值引领的智能，告诉学生还有更高的价值观，学业成绩不是决定人生最重要的评鉴守则，帮助人们提早接触并了解社会。

　　我们每个人都得多多补足与社会现实贴近的知识，爱才能理解与实践得更多，而不只是谈爱、说爱，然后当发现爱不能解决某些问题却无计可施。

　　钱买不到的东西很多，但买得到真正想要的又何其不多？如果教育不是唯一的答案，是否我们还有其他的答案？

6.九九归一——走出洞穴，刚开始的阳光是刺眼的，那不是痛，而是考验

　　德国存在主义哲学家，同时是精神病医师的雅斯贝尔斯曾说：

　　人把自身分裂成为精神和肉体、理智和感觉、灵魂和躯体、责任和意欲……他对事物的看法随着这种分裂而改变。……人的生存不可能不分裂，然而人不能满足于这一分裂。他克服这一分裂，超越这一分裂的方法，显现了他对自身的认识。

　　我们今日一切以科学为宗，科学包括物理学、化学等学门，如同哲学里头包括知识论、逻辑学、伦理学等不同研究范畴。谈科学的专业知识，对科学知识没有钻研的人来说，有如阅读一本天书。

　　谈科学精神，台湾知名教育学者刘源俊教授于演说时曾说：因为科学的精神，是研究的一种精神，一种实事求是的精神。归根究底，如同化约论，宇宙生成与运转是否有一个最简单的原因原理？我们一面想，一面在探问。科学家从科学的角度；哲学家从哲学的角度；艺术家从艺术的角度等。将之组合起来，那是否就能呈现一个宇宙整体的面相呢？

刘源俊谈论真，他于《成年人需要的科学素养》中写道：

"真理"一词把本义天然的"真"与人为的"理"两字凑在一起，实不知所云。

因此，"求真"既是讹译，也是误会，不可取。说"求真"不如说"求是"。中文里本有求是的说法，《汉书·河间献王传》："实其事而求其是。"这里的"是"指的是"一套说得通、可信验的道理"。《尔雅·释言》："是，则也。"《国语·楚语》"王弗是。"注："是，理也。"将 truth 译为"是"（"是非"的"是"）就好得多。"求是"英译可作"search for a fit theory"。

从逻辑学的角度看，"真"可分为两类，"存在的真"以及"逻辑的真"。存在的真不会因为人们错误的认知而改变一事物存在的本质；而逻辑的真同样也不会改变事物的本质，但因为人们语言上的谬误，而造成一种错误的描述。

所谓是非，最简单的判别标准便是"名实相符"与否。好比我今日称"自己是教育大学的学生"，查验资料确实如此，则我所言为真。但如果十年后再问我同样的问题，我再如此称，就要问我到底是指过去是，还是现在也是。"名"——表象，就像一个人的名字，名字只是一个人的表象，认识一个人不能光靠名字。不然我们每个人学好姓名学，就不会误交匪类、误入情网了——是语言表达的内容，是我们对事物指称的符号，也是一种对物之本质为何的判断，故名有是非，是非来自人的认知。

事物的本质则有真假，好比指鹿为马，无论人称一头鹿是不是马，对鹿本身，它是鹿，拥有鹿的本质这件事不会因为人们改变对它的称呼而跟着改变。但错误的描述，扭曲了对事物认识的真，使事物无法呈现出其真实面。这种问题在选举时经常发生，各种候选人扭曲事实的诡辩就是最好的例证。

故"真"与"是"，两者相关，却又存在差异。

好比儒家思想，难道就比道家和佛教之学来得正确？好比宋明理学之学者朱熹谈"天地之性"、"气质之性"，认为天地之性即是至善之理，气质之性受气禀所限，故气禀不同，性亦因而有异。并且，理（天地知性）在先，气在后，有如形而上学之形式加诸于质料。其学既非科学，还掺杂了道家对于道的描述，若真要谈一个准确的用语，引述儒学经典同样存在问题。更何况，哲学里头对于"真理"一词早有许多论述，从已有的论述出发，难道会比回到春秋时代翻阅典籍来找出一个比"真"更贴近现代意义的字更能表述经过长时代、多方学者研究后形成的真理观与对真理一词更好的用语？

哲学大师邬昆如教授于《哲学概论》书中提到真理时，写道："真理论在西洋哲学中是核心课题，在中国因为是道德哲学的取向，不用'真'这个字，而是用'诚'这个字来讨论。"因为"诚"符合西方所讨论的真理，《中庸》中，"诚者，天之道"，"诚者，人之道"。

所谓真理，就是"主观认知能够符合客观事实"。

照此看来，用"诚"比用"是"岂不更佳？我们平常使用日常语言，日常语言为约定俗成，而语言的内涵更甚于语言的表象，如同对一般人而言，"哲学"两个字的理解恐怕不同于哲学家的理解，而一位中国哲学研究者和一位西方哲学研究者对"哲学"的理解，又岂会完全相同？但不完全相同，便是两方需要拿出彼此的理解，互相沟通，以厘清差异。这是需要时间和大量文本讨论的历程，仅仅改变一个用字，并无法改变认知的差异，消弭隔阂以达到更高层次的认识。

好比谈到"being"，有人翻译为"存在"、"是者"、"在"，但终究还是得从个别哲学家与个别理论谈到这些名词时的背景与研究者的理解，才能厘清其中差异。比起在用语上片面主观从儒家部分古老经典考究一个用语，笔者以为唯有确实从每篇文本中了解其用语脉络与差异，才能真正呼应所谓科学精神实事求是的态度。

7. 永恒——追求不朽，而非可朽

身为一位哲学咨询的教师，同时也是学徒，面对这个世界当前的局势，我们该如何透过哲学咨询的精神与方法来化解，帮助人们在现世的挑战中活得自由自在，这是一项挑战，也是一项无法推却的任务。尤其在咨询现场，现代人活着，如同一台洗衣机在搅水，努力个半天也只是漩涡打转，见不到一个真正的方向与希望。

心灵咨询源于哲学，追求的是永恒的价值。故当我们面对自我或他人的困境，莫忘此初衷。

当台湾高等教育造就一大批不知何去何从的大学生、研究生，念书好像除了理、工、医、法，或是准备公务员考试，其他都是次要的。

殊不知耶鲁大学的学生，选历史专业的比例高达15%，高居全美第一。政治学和经济学，两项理论性的学门紧随其后，跟着是英语，然后才轮得到商学等应用学门。耶鲁进修的历史研究者薛涌就这个现象评论："教育给他们的是价值观念、社会理想、对未来的远见、对人类命运的关怀，而不是怎么在那里数钱。"

当政客和民众高喊："教育要现代化"、"我的孩子不能输在起跑点"，当我们无法跟上国际先进国家的脚步，其实我们都已经在现代化的起跑点上落后了。当国外的一流大学教导理念，我们还在表面上故作儒学道德仁义的传统，嘴里倡导精神生活、人文素养与理念培养，手上拥抱的依旧是笑贫不笑娼，追求物质享乐，关注学门与薪资胜于内在价值的追求。与此同时，我们已经落后先进国家教育理念好长一条道路。若人才培养以工具性挂帅，何时才能培养出如耶鲁大学一般，不忽视理论价值与学门的人才？

当整个社会的价值观充满功利、短视近利，无疑的这会影响我们的判断。但生命并非透过所有短暂的利益堆积出幸福的城堡，真正导引我们走向幸福的，是那些经得起时代考验的普世价值。

无私的甘地、奉献的德兰修女、怀抱众生平等的马偕医生，是诸如这些伟大人物的信念，而非为了一己眼前私利欺骗群众的政客、企业家，让我们的世界更美好。

自我解脱之道，说到底就是"开启视界"，追随那些经得起时间检验，永恒的智慧之光。好让我们未来能够"走进世界"、"面对世界"，乃至"和谐生存于世界"。而除非我们能够甩开盲从的黑洞，否则我们永远都无法使自身的视野澄明，走出柏拉图的洞穴。

第六道彩虹

回归——舍不得到舍得

阮光禄在剡，曾有好车，借者无不皆给。有人葬母，意欲借而不敢言，阮后闻之，叹曰："吾有车，而使人不敢借，何以车为？"。遂焚之。

——《世说新语》

1. 老生常谈——越是古老而不被遗忘的价值，往往有其存在的必要性

进入第六道彩虹，我们将看到更多纷呈的自我疗愈方法。在我们历经前面几章连串踏上心灵幽境的洗礼后，笔者将提出更多值得省思，值得从洞穴中走出来的我们，共同重新思考的价值观。透过这些我们本来习以为常的价值观的反思，以洗涤自我心灵，洗涤、修正自我过去看待世界的眼光，然后我们一同来重新认识自己，乃至重新建构自我。

"人为什么要研究历史？"这个问题的重要性就如同我们为什么要在咨询中进行"自我回溯"的工夫。心灵咨询与疗愈，并非一蹴可就的工作。咨询没有吃一次就能痊愈的特效药，经历咨询疗愈后的感受，往往是曲线的，时高时低、时好时坏都有可能。因此学习如何自我疗愈，等同在咨询室之外，在家进行"心灵复健"，又像是学习简单的护理知识，好在心灵受伤时，能为自己包扎伤口。

故咨询师不可缺少的能力，就是对个案进行详细记录，以及对记录进行抽丝剥茧的分析、综合、理解与推理能力。

进行自我疗愈，便需要对自我进行生命史的回溯。如果您有写日记的习惯，我建议您继续保持。如果您从未写过日记，从现在开始还不晚。一本适合随身携带的小札记，能够将您各种感受随时记录下来，不但能在需要自我检视的时候提供信息，也能在和咨询师晤谈时，提供咨询师更快速与咨询者产生联系的数据。

记录很重要，但如何筛选出生命史中最重要，和当下所面对的课题最具关联性的内容，比起一股脑儿将未经分类的资料

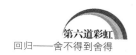

全部摊开来更有效率。

所谓"为往圣继绝学，为万世开太平"，个人生命史如同世界史，值得进行对整体时间历程进行反省。现代人以古为镜，以知兴替，但历史如同摄影，是"减法的艺术"，值得学习的价值观保留下来，迂腐与陈旧的观念则一代代加以修饰或弃而不用。

有些人误解，无条件地保留过去，不等于无条件地接纳过去。除去不好的习惯，不等于除去自己的一部分。我们不断让自己变得更好，勉励自己不要重蹈覆辙，让过去成为未来的教训，这才是真正面对自我、接纳过去的最好态度，既不割裂自我，也不过度地自我崇拜。

§ **自我疗愈是同时以自己为师，以自己为生，教学相长。**

曾有学生问我："自我疗愈，就是当自己的咨询师，那么除了找专业咨询师，以及依靠自己之外，就没有其他可以寻求心灵疗愈的对象了吗？"

实际上，可以担任我们开展人生光明路的人，并不局限于咨询师与自我。

古圣先贤说得好，翻开韩愈《师说》与《进学解》两篇谈论教育的经典古文①。

两篇所论述的内容都和如何追求学问的精神、态度和方法

---

① 两篇短文创作时期前后相差十年余，《师说》著于唐德宗贞元十八年，公元八〇二年，韩愈其时任国子监四门博士。之后于元和七、八年，公元八一二至八一三年间任国子博士，著《进学解》。

相关。故笔者在理解两篇文章之际，特别重视其间是否存在一条思想连贯的连结线。这条线，笔者以为可以以"道"一词贯之，"师"的作用只是辅助。

韩愈写得明白，师道有一核心人物，就是老师，老师的工作就是传道、授业、解惑。而这个工作是自然存在的，所谓"道之所存，师之所存也。"并且人不可能天生就知道万事万物的道理，"人非生而知之者"，所以需要后天努力学习。

因此习道才是重点，教师乃是求道的途径，故可以当老师的人"无贵无贱，无长无少"。

有一位新科建筑师，他所设计的房子施工却一直很不顺利，他巡视好几次现场，始终找不出答案，他又急又气，毕竟第一件作品如果砸锅，恐怕前途堪虑。因此，他对工地的工头和工人忍不住发了好几次脾气。最后不得已，他只好回母校找建筑系的教授求助。

教授听完学生的问题和抱怨，透过电话淡淡回复："明天我会派一位专家协助你，记得要善待他。"

隔天，建筑师一早就到现场等待教授推荐的专家出现。约定时间到了，却只来了一位身材瘦小、皮肤黝黑，看得出过去长年跑工地活儿的老头。建筑师虽然内心疑惑，甚至以为教授整他，但因为教授交代要善待这个人，所以他压抑怒气，好好的将问题向老头交代，还带他在工地走了一圈。

结果老头点出了建筑师完全忽略的小问题，解决了这次施工危机。建筑师难掩心中讶异，以及对自己以貌取人的惭愧，当老头离去的时候，他毕恭毕敬地向他道谢无数次。

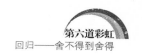
老头笑容和蔼，拍拍新科建筑师的肩膀说："没有什么啦！走跳久了，没读过经书也会念经啦！"

这时新科建筑师瞄到老头手上象征满满经验的厚茧，终于领悟所谓的专家并非一定是和他一样读过高等学府、懂几句专有名词、穿西装打领带的一类人。

此后，新科建筑师对合作的工头和工人都很客气，因为他终于明白自己还是学生，眼前这些经验丰富的蓝领们都是他最好的老师。

所以韩愈特别感叹"师道之不存久矣"，道始终都在，师道却许久不存在了。这个不存在不是真的完全丧失，而是不被重视。既然没有丧失，那么师道去了哪里？韩愈发现师道尚存，只是远离应该作为教育单位的学校，尤其是那些"士大夫之族"，但是地方"巫医乐师百工之人，不耻相师"，足证下层阶级延续师道的精神。

所以韩愈着重的是上层阶级"耻于相师"的教育情况，忧心上层子弟与门生对于教师与求学角色过于重视人际表面形式、你我职位高低、年龄长幼等等，而抹杀了学习的本质，因为人际关系而造成学问无法从有知者传到尚未能通晓的人。

疗愈对自己或对他人，放下对人的成见是很重要的一个开始。

2. **没有绝对，只有更好**——每个人都很好，因为每个人都很特殊

一般心理咨询也有类似哲学咨询的方法，而对于真我的探索，"认知信息处理论"是其中极具代表性的一项理论。

认知信息处理论正式开展于 20 世纪 80 年代，由佛罗里达州立大学的 Gary Peterson、James Sampson、Jr. Robert Reardon 和 Janet Lenz 等提出。目的在于帮助咨询者了解他们如何思考，及其对职业决定的影响。方法则是透过对观念系统（belief systems）进行探问对自身、世界（职业），以及透过学习有效的职业决定策略来帮助咨询者进行职业决策。受到认知科学、人类思考历程的研究影响。

早期工作始于 20 世纪 70 年代，开始只是想要了解"人们如何思考"，接着研究者致力于使抽象的思考得以更加具体，而认知信息处理正是要使咨询者与咨询师皆能在不明确的概念之中，找出一个具体的、正确的可以作为职业决定的解答。最终极的目的不是职业咨询师提供咨询者建议，而是咨询者自己具备更充足的"自我认知"、"对于外在世界（职业）的知识"、"职业决定的技巧"以及"后设认知"，以能够使咨询者自我具备足够的效能和信息去解决职业问题并做出决定。

信息处理的金字塔：

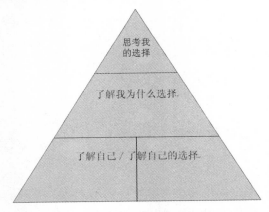

图十三　表示职业选择所涵盖要素的金字塔

好比今天我们面对一位咨询者，譬如高中生小伟面临职业抉择，那么他可以透过底下的程序，展开自我理解、评估，使潜藏的问题浮现：

（1）自我知识：选择高中职业表现较佳的科目。

（2）他者知识：受到父母亲在学校从事教职工作的影响，以此为志向。

（3）了解自己：以从小习惯的父母与师长的言行表现为标准，但在与担任营销业务的邻居大哥认识后，逐渐发现教职不是自己真正想要的生活类型。

（4）了解自己的选择：从同侪的工作内容了解到另一种生活形态，并发现为私人公司工作的乐趣。以及不想当公务员，过着千篇一律生活的自己，与父母和原本自身的价值观产生冲突。

以上的自我内心冲突的历程，表达学者米勒—堤特曼（Miller-Tiedeman）的观点体现，帮助咨询者统合日常经验信息进入个人职业决定的思考脉络。借此彼得森（Peterson）和学者做了四个假设，关于应用职业信息的历程理论来解释职业决定反应米勒—堤特曼的观点：

（1）情感与理性对于咨询者的职业决定同等重要（尤其是负面的情感），Sampson表示过去的学者总是过度着重于理性。

（2）要做出恰当的职业决定，不只要对自身以及外在世界有所认识。还要对"认识"本身，以及认识如何影响我们的职业决定进行了解。

（3）对于自我与事件的信息持续随着我们的人生历程在改变，其认知结构为"基模"（schemas，用以统合、联结所得信息的途径）。

（4）借由提升咨询者的信息处理能力，就能提升咨询者的问题解决能力；提升咨询者的做决定的技巧，就能提升咨询者的职业决定能力。即高度的自我"获得、储存、检索"的信息过程控制力。

总的来说，最重要的就是对于三种信息本身与之间关系的理解与掌控：自我、职业与做选择的技巧。

3. 相信才有希望——信仰正确的价值观，而不是信仰一群人

加拿大作家扬·马特尔的小说《少年派的奇幻漂流》感动全球千万读者，导演李安与好莱坞团队更将此书拍摄成 3D 电影。

故事中最引人入胜的剧情在于最后 Pi 将作者的船难经历，对向他取材，希望能重拾对信仰的信心的作家说了两个版本的故事，一个是充满动物的奇幻冒险故事；另一个是泯灭人性的海上残酷求生故事。然后 Pi 问作家选择相信哪一个版本的故事，作家选择了前者，Pi 对他的选择如此说："你选择跟随神。"（and so it goes with God）

这个富有哲理的故事与选择和 CISA 法有异曲同工之妙：认识是为了帮助最后的觉悟，达到灵动超升的完满境地。建构认知，乃是为达到最终的理想层次，于自我知识打开后，进而往上迈开两条路径：

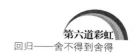

路径一：从自我知识到达自我体悟（self-understanding）。

路径二：借由获取外在世界更多的信息材料，通往决策技巧层面和执行处理层面。

如《少年派的奇幻漂流》故事中的作家本来带着自己的见解，并无法解决对上帝的困惑。但他找上 Pi，寻求更高层次的体悟，最终他自我的灵性因此得到提升。于灵性提升后，他得以改善自己接下来的人生观与价值观，并透过生活加以实践，重拾人生乐趣。

这个历程可以再更加细腻地表现为底下的历程，让读者更能轻易试着自己做做看：

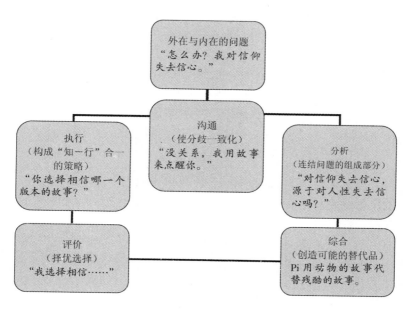

图十四　决策技巧（CASVE）

165

（1）沟通（communication）

指的是咨询者内在与外在信息的沟通，内在指的是咨询者的想法；外在指的是外在环境给予的信息，譬如家长、师长等等。但有时候我们会忽视或否定其中一方的信息，但这个信息会因为遭遇问题而再次引发我们对信息的觉察。

（2）分析（analysis）

分析是咨询者尝试找出问题的原因，反映问题的一种行动，用以检测自我知识与职业知识的分析阶段。我们可以学习新的知识并检验旧有的数据，鼓励自己，也要了解自己对于各种选择的正面与负面想法，这些都可能会影响我们的决策。

（3）综合（synthesis）

对于经过分析的信息，先进行细化（扩大）：尽可能地创造与提出各种可能的方案，我们可以天马行空地想象。接着加以结晶化（限缩）：对于决策的方案限制在现实考虑的情况之内。

（4）评价（valuing）

简单来说，评价就是对综合阶段得来的职业选项进行评估，求得现阶段最佳，或是对未来最有帮助，或是自己最关心，对自己的社群最有正面影响的选择为何。这个选择需要回到自我认知，评估每个职业的能力与责任等要求，自己是否能够达到与接受，以及可能要付出的代价。

（5）执行（execution）

进入执行阶段，便是就之前一系列的历程进行可实践的筹

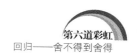

划。这个阶段完成于一连串限缩与调节，可以透过各种实务与实践方式，我们从中借由实际尝试来检验选择是否真的适合自己。

CASVE 至此阶段并非走完整个流程就算完成，但我们可能在执行的过程中遭受困难。这时我们必须退到之前的层次，重新进行一次这个循环。

选择一个美丽的神话，并不等于欺骗自身。两者经常被人们误解，这个差异就像善意的谎言和为谋取私利而设下的谎言，有着天壤之别。

电影《美丽人生》（*Life is Beautiful*）描述一个犹太人被纳粹歧视与屠杀的故事。故事中的父亲为了不让年幼的孩子留下童年阴影，把各种辛酸的纳粹恶行包装成一场游戏，而使孩子的心灵得以在温暖的环境中健全成长。

父亲的做法看似荒谬，实际上却经历了类似 CASVE 一般谨慎的周密考虑。

这呈现出咨询疗愈经常被误解的一个刻板印象，就是咨询疗愈好像非得进行抽象而严肃地对谈。

其实，透过故事与寓言等，无论何种方式，可以很浪漫，可以很童话，重点都在于让自己能够进入一个最适切袒露自我，面对自我好使问题得到处理的情境。就像是跟孩子讲道理，大道理往往寓于小故事。

所有的故事，最后都要收束为执行层面，以行动来完成整个咨询历程。

"执行"层面：

于金字塔的最高阶层，咨询者用以检验自己的想法、感觉与行动，其中有三种方法用于决策：

自我暗示

给予自我一个内在的信息，关于选择和其他的问题。自我暗示可以是正面的或负面的，正面的自我暗示通常是告诉自己能够做出一个好的决策，或是我能够做得更好且达到目标。负面的自我暗示则是告诉自己决策有多困难，自己可能很难达到目标。多使用正面的自我暗示能够使我们做得更好，或是觉得更加适合自己的决策。

自我觉察

觉察到我们正在做什么，以及为什么要这么做，比较容易能够有效地成为问题的解决者。觉察到自我职业决策的计划和策略，比起没有觉察到有帮助。最大的作用在于当一个人觉察到自我的职业决策策略，其中负面的自我暗示可以被标志出来，并加以改变。此外，自我觉察之后能更容易地使用CASVE历程。

监督与控制

我们要学习如何自我监督与控制，以使得 CASVE 历程可以在最短的时间运用下，挑选最足量的信息，以最有效率的方式完成整个历程。这时可以寻求家人、朋友的协助，或是咨询师——他们可以在咨询者忧虑、彷徨，不知道该怎么进入下一阶段时提供鼓励与协助，使他们能够自己走完整个历程。

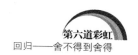
4. 忘了我是谁——每个人都应该拥有第二次机会

咨询实务经验告诉我："做人最难的就是忘记'我'原本的样子。"一个执着于往日情人的人，没有多余的双手拥抱另一个人。

在认识真我、疗愈真我的过程中，有几个要素，缺一不可：

首先，认识开始于经验（物质世界），但不止于经验（精神世界）。

空有事物存在认识不可能产生，还要有一个认知主体，亚里士多德对这个认知主体下了两个很重要的定义，一是"人是理性的动物"，故认识不仅仅依靠经验，还有一个内在的、非物质的理性，而理性只是灵魂的一项作用。

二是"人是向死存在"，人会死，故人生在世的时间亦有限度，故人不可能达到完全的认识，因为没有那样充足的时间。

很有趣的问题来了，"人靠着自我的认识能力，在有限的时间底下，能够认识些什么？"

放不下过去的人，就像是一个放不下物质世界的人，没有办法过渡到精神世界，所以无法进入内在，做彻底的改变。人生苦短，简单一个放不下，很可能就是一辈子背着重担活着。

人都需要第二次机会，但机会不是靠别人给，而是要自己给。自己放下包袱，才有可能开展新的未来。

忘了自己，忘了过去，不是当作没发生过，而是要将过去内化为生命的一部分，经由道别的仪式，画上句号。

费希特表示世界开展便是由"自我"、"非我"合而为一"绝对我"。①

·绝对我：一个完整的我。

·自我：肯定我的存在真实、不容怀疑。

·非我：与我存在相异的过去，在痛苦中，则可能是无法摆脱的痛苦回忆，使绝对我被撕裂。

人透过与他者之间的差异而得以了解自我，并反过来透过对自我的认识，了解到自我的特殊性。个体是什么？个体正因为是各有不同，这才为个体。

自我的认知是一种理性认知，同时也是一种情感认知。我们不能忽略感情、情绪对于咨询者的影响。

对于自我知识？由人性、环境与成长历程彼此交互作用而产生的这个自我，要怎么样才能让自我揭露自我的情感，透过咨询协助的过程而对问题症结有所认知，尤其强调负面情感对于问题呈现的重要性。但这些都只是事件，该怎么样才能让事件过渡到一个普遍的概念？这不容易。

举例来说，一个人老是失业，工作都做不长。很可能失业

---

① 自我有哪些特质？我们可以透过像是编撰字典的方式来建构，但自我是什么？这个讨论的对象太复杂了，不同的哲学家与心理学家有各种不同的看法。光是一个"Person"，就可以从"位格"解释到"人格"；从生物学的角度解释到神学的范畴。

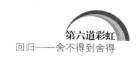

只是事件，一个表象。当然失业本身是一个问题，但造成失业的那个原因，再往前推，可能是某个儿时的阴影，那个才是真正左右这个人无法坚持工作岗位的原因。

那么，我们该让过往的痛苦重现吗？我们应该让一个人重新回想他根本不愿意回想的恐怖回忆吗？

咨询方法：FIT

Free Floating	Immediate Problem Resolution	(Intentional) Teaching	Transcendence
自由联想： 1.聆听并帮助案主陈述他的思想； 2.描述性的诠释； 3.以案主为中心	当下问题的解决： 1.问题导入与个人导入； 2.寻找平衡； 3.以逻辑为基础	（意象性的）教导： 1.批判性与创造性的思考； 2.自我检证； 3.使自主化（使个人拥有哲学能力）	超越： 1.脱离困境； 2.哲学生活； 3.未来预防

图十五　哲学咨询 FIT 法

这时我们不妨来看一下哲学咨询怎么面对这样的疑难，加拿大哲学咨询学者拉比（Peter Raabe）在他的《哲学咨询——理论与实务》（*Philosophical Counseling: Theory and Practice*）中创造了一个咨询方法叫作"FIT"法。

我们发现 FIT 法和 CASVE 法有相近之处，都强调自我的觉察，并且落实于自我觉察后的实践。但很不同的在于 CASVE 谈"后设认知"，以此为金字塔的顶端，但 FIT 法并不介意咨询者非得走向后设然后无法回头。因为有时，回头才得以从过

171

去中找出解决人生当下困境的线索。

我们的终点就在于要让咨询者学习去过一个心灵充实（可能是哲学的、艺术的）的生活，故无论从某一种事件——职业的或不是职业的——进入咨询，最后都殊途同归的要走向一个哲学生活，故光是改变观点，教导他方法还不够，更重要的生活上的全面一致性的改善，才有办法真正解决问题。

5. 爱不是一个字，而是具体行动——我做，你懂

二战德国陆军元帅隆美尔（Erwin Johannes Eugen Rommel）在 1940 年的西线闪击战，违抗前方装甲不应过度深入敌阵的命令，率领第七装甲师持续挺进，他对自己的行动表示：

这场战争中指挥官应该在第一线的位置，我才不信坐在椅子上指挥战略那一套。现在和塞德利茨与齐腾的时代相同，我们必须像骑兵一样使用战车，就像以前将军们在马鞍上发号施令一样，现在也要在移动中的战车下令。

自我疗愈的过程，就像在打一场仗。我们同时是部队的领袖，也是前线的士兵。学了咨询方法，最终就是为了上战场。

§ **毋宁说，我们每个人都已经在人生的战场上！**

谈到领袖的定义，中国谈领袖最有系统的作品之一，便是《孙子兵法》，于"始计"篇，孙子记载："将者，智、信、仁、勇、严也。"故一个好的军队团体领导者之评定标准，便可从这五点着手。

我们都懂"宽以待人，严以律己"的道理，自我疗愈更需要用最严谨的态度面对自己的问题。这时我们得扮演带兵打仗的将军，而将军之上还有其他将帅（长辈、咨询师）、相关人员（同侪、朋友等），乃至更高的政策领导者与执行者（历史共业、社会价值观）。

《孙子·始计》又写道："故经之以五事，校之以计，而索其情：一曰道，二曰天，三曰地，四曰将，五曰法。道者，令民与上同意也，故可与之死，可与之生，民弗诡也。"

如同今天我们要有效发挥疗愈之功，就要贯彻到底。今日执行自我疗愈的种种历程，不能今天用一套方法，明天又换了一套方法，没有一套方法真正做彻底，最后连自己都无所适从。可想而知，如果一个人想要自我疗愈，或借由咨询帮助他人，自己的思维难以理出一个头绪，就很难真正运用各种咨询方法，最终咨询效果不彰。

当然，对当前课题发现无法处理，或有疑虑时，能否适时向更专业的咨询师，或者值得咨询的对象进行讨论也很重要，这不但是个人求生的权利，也是改进自我朝向更好生活迈进的责任。

回归一开头提及的隆美尔，他最后面对盟军登陆诺曼底，德军节节败退，曾向希特勒表示应该考虑不乐观的局势，做出最坏打算。但他的建议被希特勒否决，最终也导致盟军直取柏林，也造成了更多德国军民的死亡。

一念之差，就决定疗愈能不能有效。

　　来自阿拉伯地区的故事集《一千零一夜》是陪伴许多人长大的经典，故事相传古印度有一国家的国王生性残暴，把对王后不忠的愤怒发泄在少女身上。每日娶一少女，翌日清晨旋即赐死，弄得举国上下人心惶惶。宰相的女儿为拯救无辜少女的性命，自愿嫁给国王。她每夜跟国王讲故事，每次讲到高潮处，差不多天也亮了，国王为了听故事，便舍不得杀她。足足讲了一千零一夜，国王终于被感动，与宰相的女儿白头偕老，重拾慈悲。

　　心灵疗愈的历程就像在诉说《一千零一夜》的故事，随着疗愈进行，故事也有起承转合、高低起伏，在历程中，偶尔我们会因为悲伤而哭泣，因为获得信心而高歌，但所有内心震荡，最后都会随着逐渐转念、重新接纳自我、认清自我于人世间的定位，回归和谐与宁静。

　　尤其当我们以疗愈换取人生的第二次机会，确实的执行咨询方法，才能让故事在第一千零一夜划下最完美的结局。

6. 无所为而为——顺从人性的善根，才能真正自由自在地任性

　　各式各样的咨询者中，有位两个孩子的妈妈令我印象深刻。

　　Wendy 是一位母亲，她本来是一位全职的家庭主妇，在先生事业有成，孩子也进入大学念书后，为圆梦而重返校园，当起学生。

　　一开始，家中每个成员都支持 Wendy 的决定，直到有天孩子发现回家没人煮饭、没人打扫家里；先生发现妻子更多时间

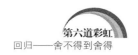

花在外头处理课业，还因为同学关系在学校认识了许多新朋友。渐渐地，一个家庭中孩子对于母亲的需求，先生对于妻子角色的要求开始浮现。

当 Wendy 出现在咨询室，她满腹心酸地谈论当前面临的处境。整个家没有支持自己的人，而她觉得过去二十年来的付出，都因为自己求学的选择而付出一个不对等的代价。

咨询很多时候，不是咨询者的个人原因造成她所遭遇的问题。

当我们进行自我疗愈，难免也会发现尽管问题部分出在自己身上，但周遭环境与他人给予的不当施为也会造成许多压力与负面情绪。

15 世纪发端于欧洲意大利的文艺复兴运动，史学家布克哈特（Jacob Burckhardt, 1818–1897）在《意大利文艺复兴时期的文化》（*Die Kultur der Renaissance in Italien*）中，并非如字面意义将文艺复兴文化的内涵全部归为对古典希腊罗马文化的复辟，那只是文艺复兴的一部分，使文艺复兴占有历史地位，在于从过往的精神中走出新的道路，这包括对"人的主体性得到发展"，以及"对外在世界的新发现与冲击"。

达尔文的进化论的出现，使得人们开始重新去思考人的角色，人与世界的关系，宛如文艺复兴时期再现，人们再次对人的主体性，以及作为生活于世界和社会群体中的个体性与相互关系，进行再一次的重新思考。

递面纸给 Wendy 之余，待她心情较为平静后，我开始引导她检视自我与家庭的关系。尽管人是"与世界乃共生之整体"，但家庭、国家等单位，单位中的人理当互相扶持。但人与人之间还是存在差异，所以才会有所谓"同床异梦"的伴侣，正如个人也会产生"灵肉分离"的分裂。

每个人在生命当中发展自我，也同时在跟周遭亲近的人们逐渐产生差异。

现代社会是一个不同种族、国家人民与意识形态的大熔炉，这意味着一个区域中同时存在人生观、道德观等彼我各异的思想交杂。文化、思维等一方面呈现地域性的不同；另一方面却又追求更为普遍，能通行于全人类的人生观。我们必须面对这样一个充满差异的社会，并期望能使社会与当中生活的人们和谐共处。

其次，我们思考生命史与历史是一条绵延不断的创造历程。1859 年达尔文出版《物种起源》（*The Origin of Species*），当达尔文的进化论揭示了人类在社会环境生存的物竞天择形态，对于人的本质（Nature），思想家们进行了各自的反思。

人的创造性思想并非跳跃性的突破，而是延续过去、现在与未来，是在历史长河中渐进式成长的。

不同于达尔文，法国哲学家柏格森（Henri Bergson, 1859-1941）于《创造进化论》（*L'Evolution créatrice*）中写道：

一旦能参悟生命和意识的这种本质上的活动，我们就能了解实体的其他部分，是如何自它们衍生而出。此即进化，在这进化里，物质性和智性相互作用凝聚而成。因此，欲明进化当前的结果，我们当把自己置诸进化的活动之内，而不是把进化的零碎结果加以人为的组合。

进化是一种延续，但不仅仅是透过生物本能繁衍此单一延续，柏格森以为：

我们愈集中注意力于生命的连续性，愈看出有机体的进化类似意识的进化；意识的情况是过去推进到现在，并且开展出新的意识形态，而新的意识则不能以旧意识的标准计量。

了解家庭各个成员都有各自的个性与发展后，我请 Wendy 回头检视自身，包括扮演妻子、母亲与当前学生的角色。

我们讨论起近几年当红的教育畅销书——《虎妈战歌》。华裔的耶鲁大学法学教授在西方社会提出中国式的教养之道，与西方讲求自然、个人自由的教育观念大相径庭。母亲严苛的教育方针，以女儿的各项成就作为堵住读者们悠悠之口的最好武器。

我和 Wendy 一起进行价值澄清的法门，探问："虎妈为什么能成功？""为什么同样严厉的许多父母，却无法教出小老虎？"

然后我们推导出虎妈的作者 Amy Chua 不只督促孩子，更给予孩子大量支持。不要忘了 Amy Chua 对孩子严格，但相对投入的资源远胜于一般家庭，前者是心力，后者是白花花的美金。"要求严格，却没有投入相应的资源。"过度刻意的教育无法真正扭转孩子在课业等方面的发展，在于个人发展需要自主性，具有高度自主性的人，才会自主学习。

思想如"有机体"，当新生命被孕育、生产，思想也跟着人类繁衍而连绵不断，并且随之改变。这种改变不是 A 变成非 A 的差异性变化，而是一种具有发展性的质变。

进而，对人的价值的重新反思。"人的自由"与"人的自主性"都不是新的议题，但面对日新又新的教育思潮，强调个人价值的重点也随之有所不同，面对不同的社会文化，以及不同社会文化的挑战，咨询疗愈本当因时制宜。接续前面两点，个人作为主体我，不是绝对遗世独立的我，而是与群体、与社会场域共存的我，这个我本身在变化、发展，影响社会；而社会本身也在变化、发展，反过来影响个人。

Wendy 理解今天孩子对自己过度依赖，其实家中清扫与维持的责任应该由全家人共同分担，而不是当妈的就非得干起洒扫门庭这类工作。对于丈夫，她也体谅丈夫出社会多年，所以无法理解现在学生的生活和过去的学生生活已大不相同。加上丈夫看到妻子与一些年轻男生接触，心中酸溜溜的醋味也象征对妻子的爱。

我们又一同检视了许多 Wendy 与家庭中其他成员之间的差异，并设身处地地为他们设想该怎么样建立一套全新的、适合自己与家庭成员可以共同执行的方针。这些方针还需要和家里头其他成员进行沟通，但至少这已经迈出解决问题的第一步。

汉娜·阿伦特（Hannah Arendt）在论黑格尔的历史哲学时，她评论黑格尔最伟大的建树就是孕育了历史哲学的概念，孕育了有关过去的哲学：

思考与记忆的自我，在回眸的凝望中重新拾集过去，将之"内化"（er-innert），且经"概念化的努力"（die Anstrengung des Begriffs）而使之成为心智的重要部分。在这内化的过程中，心智与世界得以"和解"（reconciliation）。

Wendy 的例子告诉我们：自我要与世界（她的世界在案例中是家庭）达成和解。和解需要所有成员一同努力，这个和谐不是忍让，而是我与世界建构出一个更适合彼此融洽相处的整体和谐。

我们当了解，个人之个体性，个体性具备差异，但差异不减损个体本身特殊的价值。肉体只是人的一部分，人的内在尚有理性与非理性的元素：

除心智之外，人的内在还有显现行动的欲望，理智给予行动的目的，而人是在理智与欲望之间进行意志的抉择（ proairesis ）。此外，人还有激情或情绪，启动行动的激情只能被动地被人承受……

生命之河绵延不绝，毋宁说世界在变动，人在生命长河中，面对不同的有形环境与无形的种种挑战，我们必须思索开创通往幸福未来的康庄大道。我们一方面吸取过往的既是个体又是群体不断传承下来的生命经验；一方面体悟变化与发展仍在持续进行。更重要的，这不只是少数人的功课，当我们来到这个世界，我们都得面对如洪流奔袭的人生课题迎面而来。

7. 自在——空寂无为：将知识内化为看不见却真实存在的灵魂能量

一位法师曾用"打蚊子"来譬喻师徒传授真谛的关系。

一夜，一只体积极小的黑蚊不断叮咬一位男子，蚊子很有耐心地跟男子玩捉迷藏，让男子空有电蚊拍却无用武之地。

然而，最后蚊子还是死在电蚊拍下，它纵使顽强又有天分，却敌不过贪心。

"一只吸了很多血的蚊子是飞不快的。"

如果蚊子有理智，那它应该要懂得适可而止，而不是盲目地为了多吸一口血而冒失去生命的危险，失去生命，它吸再多的血也无意义了。

恋爱会有比较疯狂的时候，譬如天天送早餐、消夜，或是骑两个钟头的脚踏车就为了见喜欢的人一面。但因为恋爱而自残，或是做出伤害自己生命，乃至他人生命的举动，这就破坏了生命和谐的天平。

理性与情感的平衡，这可是大学问！一辈子做不好的人也很多。

只懂得以理智行事将到处碰壁；感情行事将为感情所误；意志行事则凡事无法变通。

基督教有这么一说，对于渴望脱离单身的教友，牧师会告诉教友两个原因："上帝为你预备的那个人还没出现"、"上帝认为你还没有预备好你自己"。

本章我们经由许多篇幅，在脑海中堆砌了各种咨询疗愈方法。现在，我们该开始重新放空，好让我们能空出空间给思绪一个慢慢消化知识的空当。自我疗愈的实践并非始于读完书的那一瞬间，许多方法需要用心体会，并透过多次的练习，才能真正由内而外达成理解与实践一致的目标。

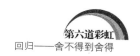

近日，日本教育学者佐藤学，带着他的"学习共同体"理论来台湾考察、演讲。读过教育史就知道，教育的各种"先进"理念都是相对的，不是绝对的。佐藤一套概念花了三十年，当中前十五年还历经各种失败，最后才开花结果。

学习之道路迢遥，我们千万不要急躁，更不要以为拥抱这些方法，就等于解决问题。而是要和孩子用餐一般，细嚼慢咽，每一口都扎扎实实完成动作，才不会消化不良。

在我们步入最后一道彩虹之前，让我们暂时放下各种咨询疗愈理论与方法。把心完全沉淀，回想一路走来的这趟旅程。

我们已从"见山是山"，用各种过往经验与习惯臆测一切。经过多项咨询疗愈方法的洗礼，走出柏拉图的洞穴，开始"见山不是山"，重新评估一切价值。

最后，我们将带着澄明的心灵，将哲学咨询完全融入日常生活，就像从来没学过似的，只因我们终于来到最高的层次——"见山是山"，升华至全然自由自在，不再有任何一丁点窒碍的境界。

第七道彩虹

重生——返回真我再出发

> "人生就是一团欲望。当欲望得不到满足便痛苦，当欲望得到满足便无聊，人生就像钟摆一样在痛苦与无聊之间摇摆。"
> ——叔本华（Schopenhauer）

1. 倾听真我——回到孕育我们的子宫，回到生命最初的起点

不要用"理想"这种漂亮话，因为我们有一平常而更恰当的字眼——"谎言"。生命——谎言（life-lie）是刺激着人们生活下去的原则。把生命——谎言由普通人那里拿走，你就立刻把他的幸福也拿走了。

——易卜生：《野鸭》，第五幕

选择《野鸭》的故事作为本书的结尾，在于剧本中，主角葛瑞格斯出现，以"理想的要求"为名，试图揭露他人的真实人生；同一时间，剧本中另一角色老医生雷凌却希望希尔玛继续以"假象"与"谎言"为动力，对抗现实的残酷。最终并由于主角采用隐喻性的话语，造成他人理解错误，以至于失去生命的悲剧的故事。

这个故事，如同每个人生存在世界的真实情境，我们一同进入故事，并且如同上帝一般从第三者的角度检视每位角色，我们站在他们的角度去思考，并且寻求用完整、更高的角度去替他们设想，究竟如何才能帮助人们达到幸福。

最后一道彩虹，以苏格拉底对话法为形式的问答，透过FIT 法的脉络、CASVE 的指引，逐步完成灵动超升的历程。

不同角色，其实分别代表着一个人复杂内在的各种性格。透过故事的不同角色，以前面六章所学的内容进行自我检视。这是最后的练习，也是获得重生的试炼。

易卜生的《野鸭》，主要人物介绍：

· Werle（韦勒）：唯利是图的木材商人，并且造成家中

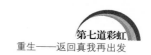

帮佣吉娜怀孕，然后又将她介绍给希尔玛做妻子，种种行为为儿子葛瑞格斯不齿，父子关系破裂。

· GregersWerle（葛瑞格斯）：商人的儿子，认为真理必定能带来幸福，因为不齿父亲韦勒作为而离家，并试图揭露父亲种种恶行。

· Old Ekdal（老艾克达）：退伍老兵，当年被韦勒推卸不法责任于其身上，导致牢狱之灾。出狱后，精神有点失常，原本打猎的兴趣因而转向，在阁楼养了许多动物。此外，韦勒提供老艾克达一份抄写工作，并且给予高于一般抄写员的报酬。

· HjalmarEkdal（希尔玛）：老艾克达的儿子，名义上是摄影师，实际上工作室的工作几乎由妻子吉娜一人操刀。能力平庸、个性软弱，梦想当一位发明家，但从未真正完成任何发明。

· Gina（吉娜）：希尔玛的妻子，曾在韦勒家帮佣。爱着希尔玛、老艾克达与女儿海德维格，无怨无悔地为家庭付出，并包容无能的丈夫，让他得以从事发明。对于和韦勒之间曾经发生的不愉快过往，从未向任何人透露。

· Hedvig（海德维格）：希尔玛夫妇的女儿，天真、单纯的十四岁少女。

· Relling（雷凌）：医生。艾克达家楼下的邻居，认为"假象"与"谎言"能够带给人对抗事实残酷、继续生活的动力，也因为理念不同而和葛瑞格斯两人言语间颇有冲突。

§ 开端：当我们的人生一团混乱：

《野鸭》第一幕

韦勒家举行一个宴会，席间还邀请了老艾克达和希尔玛赴宴。宴会觥筹交错，希尔玛见识浅薄，与贵客们谈及葡萄酒的知识被嘲笑一番。后来老艾克达闹了笑话，希尔玛竟然因为尴尬而不敢在宾客面前认他是自己的父亲。

韦勒之子葛瑞格斯离家多年，终于返家，适逢此宴会。和希尔玛是老同学，他见希尔玛软弱的举动，提出质疑。言语间发现当年自己家帮佣的吉娜如今已是希尔玛的妻子，并且育有一女。

葛瑞格斯与父亲韦勒见面，翻起旧账，对于老艾克达当年和父亲经营木材生意，父亲将犯罪责任推给老艾克达，深感不满。并且就母亲生前告知他，父亲曾让吉娜怀孕一事，指责父亲竟然为掩饰自己的错误，让无知的希尔玛养育韦勒的私生女。

尽管父子有所冲突，韦勒希望儿子回家接掌生意，但葛瑞格斯坚决要与父亲断绝关系。

§ 苏格拉底的提问：

Q1. 我喜欢什么？

Q2. 我不喜欢什么？

Q3. 我是否清楚自己的软弱？

Q4. 我是否清楚聆听内心的声音？

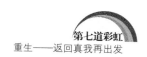
Q5. 我是否勇于承认自己需要受到帮助？

Q6. 我是否曾经承认自己的错误，并且加以改正？

Q7. 如果有可能，我希望生命能重新来过？

§ 苏格拉底的叮咛：

自我疗愈展开于自我内部的对话，是一种完全展开自我全貌，无论好坏、美丑、好恶的灵性交谈，不是一个一方"客观"向另一方了解情况的过程，而是一个自我内在声音彼此相互作用、共同建构"事实"与"行为"的过程。

对话保持更大的灵活性以及对意义进行解释的空间，并抱着一种有目的，却又开放的心态。目的在于我们希望更了解自己，不至于遗忘初衷。开放的心使我们面对自我的脆弱，不会一味地究责或顾影自怜，也不会执着于自己的优点而得意忘形。

成功的对话能达到自我内心的每一个角落、每一个深处。有了对自我深层而真实的理解，预备好自己，带着真正的我，面对具体的敌人，我们得以向上一层彩虹挺进。

2. 了解真我——我是一只羔羊，同时也是自己的牧羊人

§ 当我们一方面怀疑自己，一方面又试图逃离面对真我：

《野鸭》第二幕

希尔玛从宴会返家，吹嘘自己在宴会上的表现，女儿海德维格丝毫不怀疑父亲，还以父亲为荣。

隔天，葛瑞格斯主动拜访艾克达家，老艾克达和葛瑞格斯聊天之际，介绍老艾克达在阁楼豢养的动物，其中包括一只野鸭。

老艾克达表示这是韦勒打猎时，猎犬所捕获的一只受了伤的野鸭，由他偷偷带回家饲养。野鸭在阁楼受到艾克达一家的照顾，长得比之前还要更加健康。葛瑞格斯此时以"野鸭"暗示艾克达一家受到有心人（韦勒）的欺骗，如同野鸭被人类豢养，失去本性而误以为生活之假象为真正的幸福。

葛瑞格斯于拜访艾克达一家后，决定租下艾克达家出租的房间。吉娜知道葛瑞格斯对于"揭示真相"有着偏执的理想性格，故建议希尔玛不要将房间租给葛瑞格斯，但希尔玛仍旧将房间租给老同学。从这天起，葛瑞格斯便在艾克达家住下来。

§ 苏格拉底的提问：

Q8. 我害怕面对自我的丑恶？

Q9. 我害怕面对自我的软弱？

Q10. 我害怕面对自我会让自己崩溃？

Q11. 我曾经对他人发出求救信号，但因为没有人帮我，所以我放弃求救？

Q12. 我曾试图伤害自己，好凸显自己需要帮助？

Q13. 我觉得自己是世上唯一的受害者？

Q14. 我已无法信任任何人？

§ 苏格拉底的叮咛：

组成一个人的要件很复杂，而他人与自我同样作为人，有共通的性质，又各自有特殊的特质。我们总是想要利用共通的性质来认识彼此，这是人认识的起点，但光从共通的性质只能了解一个普遍的人性。想要了解特定个人，就需要针对个人的特殊之处，再加以深入了解，才能真正增进对个人而非一般人的普遍认识。

现实生活中，男人对女人、女人对男人、群体对群体的认知，经常也充满过于片面的认知，甚至歧视。我们被歧视，同时我们又歧视他人。歧视来自误解，来自误解所产生的偏见，以及我们对于偏见的不察：

"女人是水做的。"

"女人就会哭。"

"男人不可以掉眼泪。"

"打耳洞的男人看起来很娘。"

"读理工的男生多半是宅男。"

"你看她裙子穿得那么短，肯定是要去跟男朋友约会。"

"老人家都很保守。"

"信奉基督教的人一定不会发生婚前性行为。"

"信伊斯兰教的会不会是恐怖分子？"

"都三十五岁了还没结婚，肯定有问题。"

……

偏见有时不带有恶意，但偏见确实在不自觉中伤害了他人，就像他人不自觉中伤害了我们。当我们自顾自地思考，把我们的痛苦与脆弱包裹在社会化那虚伪的笑容底下，我们会变得越来越像一位小丑，直到我们忘记该怎么哭泣，直到我们的笑容永远僵掉，就像一张整形失败的面容。

此时，我们可以回想学者黎建球所言，他认为"沟通"："乃是借着一些方法，使自己的意见、想法能有效地使对方了解并接纳。沟通的对象包括：自己、他人、自然、神。"

我们自我怀疑，却又因为害怕而把怀疑埋藏在心中，假装我们没有看到问题。但我们必须去倾听，把问题摊开来，这不只是为了了解，而是为了了解之后的"接纳"。

我们曾经有错，但我们认错、悔改，才有可能造成自己对自己的接纳。假设我们只敢面对自己的光明面，阴暗面就会在欠缺处理下继续腐化，直到有天光明面被吞噬，我们的世界将活在永夜底下。

3. 寻求真我——拥抱彼此，等于拥抱自我

§ **我想改变，我想从洞穴中爬出来，同时我很无助，不知道该怎么办：**

《野鸭》第三幕

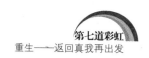

葛瑞格斯搬进希尔玛家后，得以一窥希尔玛一家的平日生活面貌。希尔玛开了摄影工作室，但他忙于自己的发明梦，把工作交给妻子吉娜负责，但庸庸碌碌大半天，实际上自己什么也没做。

除观察艾克达家的情况，葛瑞格斯接近海德维格，与之对谈，谈到老艾克达的阁楼与野鸭，但他并未点破海德维格是自己父亲私生女的真相，而是试图环绕野鸭进行许多隐喻性的说辞，想要让海德维格了解真相的可贵。此时，枪响打断了谈话，原来是希尔玛在屋子外头用父亲的手枪打兔子。追究手枪的来源，葛瑞格斯从希尔玛得知老艾克达一度想用手枪轻生，希尔玛一面说明，一面竟然还嘲笑父亲是个不敢按下扳机的懦夫，并且自夸自己一度也想拿手枪自杀，但他认为自己的情况是自己拥有活下去的勇气，表现出自己骄傲、自大的一面。

后来谈到希尔玛从事发明的情况，葛瑞格斯想提醒希尔玛不能一直庸庸碌碌地生活，希尔玛则说和艾克达一家住在同一栋公寓的医师雷凌，多次跟他说"应该按照自己的步调"等等正面、积极的鼓励，而希尔玛对雷凌的意见也深表认同。这时葛瑞格斯首次以"野鸭"形容希尔玛，说："我的好友希尔玛，我开始觉得你有点像野鸭了。"认为他是被困在水底的野鸭，并且信誓旦旦要让希尔玛"浮出水面"。

幕末，艾克达一家和葛瑞格斯与雷凌共餐，席间葛瑞格斯与雷凌于观念上表现出两人的差异。葛瑞格斯认为雷凌对希尔玛的鼓励与安慰只会助长"有毒的气氛"；雷凌则认为葛瑞格斯根本是在四处推销他个人所谓"理想的要求"。对吉娜，雷凌形容葛瑞格斯过度的理想主义如同患了严重的"正直热"

（rectitudinal fever）。

韦勒为了挽回儿子，特地造访艾克达家。葛瑞格斯对父亲表明父亲的行为让他被罪恶感折磨，并且告诉父亲他会让真相公之于世。父亲则表示了和雷凌同样对于"真相能换来幸福"的质疑，但葛瑞格斯仍坚持他的信念，认为这么做可以治愈自己不安的良心。

§ 苏格拉底的提问：

Q15. 我认为世间没有绝对的善恶？

Q16. 我向往自由，同时害怕自由？

Q17. 我知道什么该做，却经常做不到？

Q18. 我懂什么是仇恨，也懂什么是爱？

Q19. 我认为流泪不是一件软弱的行为？

Q20. 我曾经原谅并宽恕一个人犯在我身上的罪？

Q21. 我曾经想要抛下一切，一走了之？

§ 苏格拉底的叮咛：

西方学者 Biestek 认为咨询工作是咨询师和咨询者之间的感情、态度和情绪的交互作用。尽管每个人的感情种类和程度有异，Biestek 提出的七种感情和态度的类型，反映着大多数人渴望改变、接受帮助，却又害怕改变可能会带来恶果的冲突感受：

（1）希望自己能以"个人"接受帮助，而不愿以案例、类型或范畴被人受理的需求。

（2）希望自己能自由地表达肯定和否定的正、反两种感情的需求。

（3）虽然自己依靠他人生活，或有弱点、过失和失败的事实，但仍希望被人尊重的需求。

（4）自己所表现的感情，希望能被人同情、了解和重视的需求。

（5）希望对自己所面临的困难问题，不会被人批评或责备的需求。

（6）希望对自己的行为或生活，能自行抉择的需求。因为求助者虽然求人帮助，但不愿受人支配。

（7）希望有关自己的秘密，能尽量受到保护的需求。

这些感受都是真实的，并同时展现人的脆弱面。"真实而脆弱"是人的本质之一，为何有些人要逃避自己的本质呢？逃避自己的本质，某种程度上会使自己陷入自我否定的危机。

揭露、理解之后，下一步就是试着接受自己的每个面向，并且我们要了解：人的本质并不存在绝对性的差异——我不完美，且凡人皆不完美；我希望获得第二次机会，凡人皆希望获得第二次机会。透过对自我的了解，推至对全人的了解，我们才能从了解中学会对自己与他人的原谅与解放。

4. 找回真我——今生所为，预示来生与彼岸的风景

§ 展开逐步剥落旧我，为我换上新装的漫长旅程：

《野鸭》第四幕

葛瑞格斯带着希尔玛出外长谈，将他被蒙蔽的种种真相全部据实以告，并告诉希尔玛真相才能换来"实在的婚姻"，才能迎来真正的幸福。

知道真相的希尔玛回家后，宣称要离家，但他软弱的性格与无能而必须过度依赖他人协助的习惯，致使他没有办法真正下定决心。好比虽然要离家，却要吉娜帮忙收拾行李，并且因为吉娜提醒他后天是女儿的生日而又放弃离家的念头。当吉娜问他：要不要喝咖啡？他表面生气，却又接受吉娜的咖啡。

希尔玛质疑吉娜对自己的感情，质疑父亲的抄写工作，以及开工作室的资金来源，都是因为韦勒看在海德维格是自己私生女才会提供这些奥援。吉娜一一解释，并且向希尔玛保证自己的爱。两人争吵的内容，却被门外的海德维格听见。

海德维格发现自己竟然不是父亲的亲生骨肉，于房间痛哭。葛瑞格斯安慰海德维格，并再次谈到"野鸭"，然后告诉海德维格只要杀死她喜爱的野鸭，表示甘愿为父母放弃自己在世界上最珍贵的东西，就能让父母言归于好，换回一家和乐。

§ 苏格拉底的提问：

Q22. 认为自己有罪？

Q23. 认为生命没有意义？

Q24. 自认从未为自己而活？

Q25. 认为自己不被他人了解？

Q26. 认为自己是个可有可无的存在？

Q27. 认为改变很困难，尽管渴望改变？

Q28. 认为现实很残酷，宁愿活在甜美的幻境中？

§ 苏格拉底的叮咛：

面对自我很困难，改变更是一项挑战。但假使我们面对连自己都认为应该改正的缺点，却没有改变的行动，我们等于将自身的其中一块拼图弃置在路边，当下一个新的缺点被我们发现，我们很可能又再次抛弃自我的另一块拼图。待几年后我们揽镜自照，将会发现自己身上东缺一块、西缺一块，已非一位完整的人。就像修车，车子哪里故障，技师对故障处，轻则修理，重则更换，但技师不能将故障处视而不见，把故障的物品拔除抛弃，因为少了任何一片零件，都会造成行车上的危险。抛弃的零件多了，车也就不成一辆车的形貌。

改变的历程中，除了自我的挑战，还有来自他人的挑战。

将仲子兮，无逾我里，无折我树杞。岂敢爱之？畏我父母。仲可怀也，父母之言亦可畏也。将仲子兮，无逾我墙，无折我树桑。岂敢爱之？畏我诸兄。仲可怀也，诸兄之言亦可畏也。将仲子兮，无逾我园，无折我树檀。岂敢爱之？畏人之多言。仲可怀也，人之多言亦可畏也。（《诗经·郑风·将仲子》）

史莱马赫以为："理解作为一门艺术是对本文作者心理过

程的再体验。"语言精妙，说者经过一番心理程序，说出话语，话语含有其要表达的意涵，但表达的形式上不尽然全是平铺直叙，光从语言表面就能认识，话语本身可能含有需要进一步解读的比喻于其中。如同《诗经》中的记载："人之多言亦可畏也。"

人们捕风捉影，把他们自以为是的意见表达出来，想要影响你这位心思改变的人。他们就像柏拉图洞穴中的囚徒，自以为在洞穴中看到的火光是真实的，殊不知他们只是将自己错误的认识所造成的错误信息用在你身上。进而可能使错误的信息传递又产生错误的认识，使得真相反而越辩越浊，陷入恶性循环。

因此，团体中，当有人努力奋发，往往也会激励团体中的其他成员，一起努力。但当团体中有人放弃认知自我、改善自我、提升自我之道，团体成员很有机会共同沉沦。只要坚持，改变的力量将扭转环境，并在提升自我之余，将智慧之光洒向众人。

5. 战胜真我——善良，需要智慧才能保持其纯真

§ 个案：

《野鸭》第五幕

希尔玛带着烦恼与痛苦求助雷凌，雷凌得知原因起始于葛瑞格斯，和葛瑞格斯进行"理想"与"虚假"究竟何者才能带来真正幸福的辩论。葛瑞格斯认为希尔玛正在经历一个走向真理的必经过程，痛苦是灵魂的骚动，在所难免。雷凌则指责葛瑞格斯的正直热根本病入膏肓，视葛瑞格斯过度的理想主义是一项疾病。进而，雷凌表示人生的假象才能治愈希尔玛的痛苦。

辩论没有结果，此时希尔玛表示要离家，这出乎葛瑞格斯的预料，他本以为希尔玛会怀抱勇气，在得知真相后好好经营家庭，实际上真相摧毁了希尔玛原本对于家人与家庭的正面思想与信念，他甚至怀疑连女儿海德维格都未真正爱过自己。

就在葛瑞格斯想重新建立起希尔玛的信念与对家人的爱时，阁楼传来枪响。葛瑞格斯以为海德维格终于为了父亲牺牲自己所爱的野鸭，表明自己对父亲的爱胜过一切，没想到阁楼上躺卧的却是海德维格的尸体。所有人都为这个结果感到震惊，雷凌对外表示应该是枪支走火，唯有对葛瑞格斯说明按照现场情况，其实海德维格是自杀而死。

葛瑞格斯虽然难过，却相信海德维格的死将警醒希尔玛的善良。但雷凌告诉葛瑞格斯，希尔玛终究将遗忘女儿的死，恢复本来庸庸碌碌的生活。葛瑞格斯认为如果雷凌所说真的是对的，自己是错的，人生将不值得活，对自己的理想主义仍旧怀有信心。

直到最后，葛瑞格斯与雷凌两人的看法始终没有交集，但悲剧业已发生，无法挽回。

§ 苏格拉底的提问：

Q29. 孤独时，我有一位可以倾诉的人？

Q30. 恐惧时，我有能够获得安全感的人？

Q31. 虚弱时，我有能够照顾自己的朋友？

Q32. 气愤时，我有能帮我冷静下来的人？

Q33. 迷惘时，我有能够帮我指点迷津的人？

Q34. 失落时，我有能够真心依靠的人？

Q35. 犯错时，我能虚心接纳给我批评指教的人？

§ **苏格拉底的叮咛：**

自我提升的过程，是个主体不断变化的过程，主体刚开始以为万物皆与我等同，直到发现我与他者并不相同。这时主体为了自我成长，于是扬弃（Aufheben）部分自我的缺失，努力学习他者的优点，进而达到主体自身与世界的和解。

活在这个性别多元的开放时代，某些人的生理与心理性别并不一致，部分人因为家人、朋友的接纳，得以选择自己的路。因为不管个体如何看待自己的性别，以及社会不同性别与工作类型的标志意义，只要个体与环境适切而无摩擦冲突，则职业发展仍旧自由而充满各种可能性。

每个人都有自己的生命故事，不同的人共同拥有自我提升的信念，但自我提升的内涵则端赖每个人自己的需求与意念。Csikszentmihalyi 和 Beattie 等学者提到：生命主题（life theme）的建构来自于问题，以及解决问题，从解决问题中自我成长。过往一般人信赖生活中遇到的师长、前辈等人，这些人当中，部分习惯以自己的价值观，不假思索便表达他们单方的意见与看法，甚至是直接用态度来告诉你他们的想法，希望你如何做。

他人的建议并非没有价值，个体无法真正脱离群体生存，尽管个体各有特异性与独立性，但在与他人的互动与互助之间，除

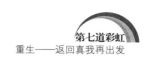
了生存，还包括如何建立一个适合个体与群体共生的相处模式。

揭露自我的问题，并不表示问题都在自己身上。有些问题需要透过与环境和解，才能有效处理。个体所能选择的岂止是妥协而已？我们都能在自我发展与环境冲突中，选择一条中庸的折中之道。

6. 活出真我——人与人不同，在于我们缺少的，都能从他人身上得到

从《野鸭》全文的内容看，它是一本显喻性质的寓言。

单从当中角色，特别是葛瑞格斯的用语，其所使用的是隐喻，但葛瑞格斯希望对方了解自己对于野鸭的说明，表示其有一个主要概念，故他主观认定自己所说的内容为寓意，但在海德维格听来却成了一个解不开的谜语，最后造成海德维格在误解葛瑞格斯的寓意下，自杀身亡。

除表达的形式有比喻或非比喻两种，更重要的是比喻所要传达的意义。《野鸭》中葛瑞格斯与雷凌各执一词，前者以理想为人生幸福的基石；后者则强调谎言才能在残酷的世界中带来幸福感。刘昌元评《野鸭》作品，认为面对人生处境，最理想的情况，比较妥当的做法应当是在葛瑞格斯与雷凌的价值观之间取得一个折中的平衡点。

故真理与谎言，比喻或非比喻，观念意义清楚，并且表达上也不失真，且能够观照到接受信息者的处境，如此才能使今天使用语言以谋求幸福的目标得以企及。

§ 苏格拉底的提问：

Q36. 我确定我想变得更好？

Q37. 我确实定下改变的计划？

Q38. 我确实督促自己实践计划的每一步？

Q39. 我有拥抱共同信念的伙伴？

Q40. 我偶尔仍会自我怀疑，但我不再恐惧？

Q41. 我珍惜生命中拥有的一切？

Q42. 我以具体的行动表示绝不放弃希望？

§ 苏格拉底的叮咛：

加拿大哲学咨询学者 Peter Raabe 曾表示，他认为："咨询如果做到极致，便是让咨询师都失业。"自我疗愈若能达到极致，同样能使向外求助这个行为更有效率。

经过一连串自我提升的过程，我们逐步揭开"生命是什么"的面纱。毋宁说，生命的本源是美学的，宛如艺术创作，使我们内在的思虑、杂念、希望、恐惧具体化。"艺术是经验的张力，而不是实体本身。"艺术是一种对经验加以转化，进而改造物质实体的行动。我们使自我与自身内在抽象的黑暗照面，一一处理它们，安放它们。自我追求的是一个圆满的经验（an experience），达到超越自我的超升境界。

这个具体的世界，同时也是一个科学的世界。科学又是一个大概念，科学呈现的是自然界的整体现象。

　　科学和艺术，象征具体与抽象、外在与内在，直指人外在与内在，两种自我冲突、矛盾与痛苦的来源。然而，内外之间乃是不可分割且具整体性的概念，而非对立的两个概念。凡人皆非横空出世，而是透过对于自然界的万事万物，将人个体的生命理念与价值加以彰显。

　　故顺着彩虹之境所历经的自我提升，从内而外、从外而内同等重要，最终我们得以认清过去那个愚昧的自我，接纳自身生命每个阶段的苦乐悲喜，达到内在与外在世界整体经验的完满，直指生命境界的最高层次。

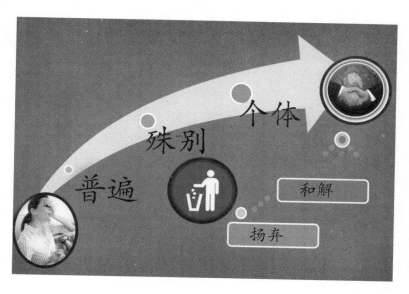

图十六　完满的人生历程

7. 最后的考验——人的解放

§ 苏格拉底的提问：

Q43. 今年，会真的实现一直想要展开的旅行？

Q44. 本月，回家后不再用电脑，把时间拿来读书？

Q45. 本周，决定告诉那个人："我爱你"？

Q46. 今日，对所有人微笑？

Q47. 今晚，关掉手机，早点回家跟家人共进晚餐？

Q48. 此刻，行动？

Q49. 此生，不悔？

人们失去自主的判断力，这是现代社会一种全面性的现象。当人们被社会化，将自己按照社会既有的价值观来安放自己于社会的位置，在缺乏自我思考的情况下，所谓的是非对错，所谓的信念，均沦为一种自以为真实的幻象。毋宁说，盲目的人们生活在一个柏拉图的洞穴，过着信以为真的生活。

不止一位哲学家、思想家、教育家等大家注意到人的主体性不断被国家机器鲸吞蚕食。1954 年诺贝尔和平奖得主史怀哲（Albert Schweitzer）认为现代人缺乏精神的独立，整个社会因为社会化而失去活力，人也失去生气。他在《文明的哲学》（*Philosophy of Civilization*）一书中写道：

> 公众生活的过分组织化，是今日文明的另一个障碍。……今天，在组织化的社会里，所有流行的观念都是依照规则来考

虑与处理的，没有人对此提出质问与怀疑。个人施于自己和邻居的观念都是早已建立好而固化的。人人视之为理所当然的看法，则更不可能奢望去改变它们。这些既成的观念由国家、主义、政党、社会地位，以及其他个人周围的因素所决定。这些观念受到某种禁忌的维护，非但不容许批评，也不是合法的谈论题材。这种交往方式——在其中，我们彼此放弃了作为人类本质的思想能力——被委婉地解释是"尊重别人的信念"。好像没有思想的地方，也可以有信念存在似的。

苏格拉底以为："真正的爱知识者，永远致力于本质。"

现代社会，可能不存在真正的爱知识者，因为当社会告诉我们知识是什么，那并非本质，而是换了一个政权就可能换了一个定义，可随时被汰换的条目。更重要的，人民像是没有办法参与探问定义正确与否的自觉。并且知识不是个人独善其身之知，而是能够合乎公众的利益。

杜威表示："知识的东西具体化于个人周遭的生活中；'自我'并非是一种分立门户的心灵，知识之重新建构，也不是只为自己着想而已。"

进而，就人之"主体性存在"与他人之间的关系，学者冯朝霖也认为尽管个别主体之洞察活动始于"自觉"（Self-understanding），但唯有达到与别人"共在"（co-existence），主体才能真正"自在"（Selbstsein）。

心灵疗愈追求的，就是一种绝对的自在，人的解放。如果我们不敢任由自己的心灵正视自己的需求，并且勇敢地承认我们的需求，追求幸福。我们永远都不可能真正活出自己，如同一位离不开洞穴的囚徒，一位离不开享受与便利，甘愿被奴役的牲畜。

最后，历经一连串心灵哲学的疗愈历程，我以诺贝尔和平奖得主、联合国前秘书长安南（Kofi Annan）的这段话为结尾。希望每一位渴求被治愈的人，都能活出自我，成为自己的主人。

世界上有一种人，总是存在极深的依赖心理——依靠拐杖走路，尤其是依靠别人的拐杖走路。对于成大事者而言，他们的习惯选择是：扔掉别人的拐杖，迈动自己的双脚。

后　记

本书以哲学咨询为理论架构与精神写成，书末我希望提供想要更加了解哲学咨询、寻求咨询协助的读者们一些有用的信息，并将本书付梓的心得与各位分享。

一、哲学咨询的精神

哲学家雅斯贝尔斯（Karl Jaspers）说：历史哲学研究过去；存在哲学研究现在。但整个哲学，包括哲学咨询，以及每个人的灵命要追求的是"永恒哲学"：过去、未来，皆为现在。

如同庄子所谓："至大无外，至小无内。"生命不分个人，没有轻重，每个人都有存在的价值，活着的每一刻都是在造就存在价值的极致。生命的全部就在当下的把握，尽管难免我们会被过去的某些困厄绑住，但除了现在，除了当下，除了此时此刻，我们没有其他东西可以把握。只有现在，才是引领航向到下一个港口的方向盘。

"佛度有缘人"，哲学咨询，只能帮助一种人，就是真正想变好的人。故愿意被帮助、希望被帮助，这就足以打开走向幸福的第一步。甚至在对哲学咨询有相当理解后，将此法门用以帮助周遭的家人、朋友，让更多人能够在心灵空虚的时代，找回纯真自我，唤醒对幸福曾经美好的希望。

二、哲学咨询的发展

我以数学所谓"非欧几何"（Non-Euclidean geometry）来陈述对于心理咨询与哲学咨询的愿景。

非欧几何亦即对于欧几里得对于两并行线的公设之否定。欧几里得认为："同一平面内一条直线和另外两条直线相交，若在某一侧的两个内角的和小于两直角，则这两直线经无限延长后在这一侧相交。"

也就是物理世界当有"两并行线直线"存在。

但随着数学与物理学发展，怀疑并做出我们现代所称"非欧几何"的数学家罗巴切夫斯基（Nikolai IvanovichLobatchevsky, 1792–1856）告诉我们这个公设并非确实与物理世界对应。物理世界存在的尽是曲线，所以不存在所谓完美的直线。

哲学咨询与心理咨询，就哲学史来看，古希腊时期曾经是一条线，哲学家对于存在的一切都加以研究。后来分裂为两条曲线，科学与哲学分家，但又曾经相交在弗洛伊德、维特根斯坦等人，然后再次分离。分分合合之间，之后仍存在再次相交的可能，且实际上部分哲学咨询与心理咨询的研究者也已经在进行这方面的尝试，故交会正发生着。

三、我需要哲学咨询吗？

人生在世，总免不了烦恼，"咨询"两字看似沉重，其实可以是朋友之间对于烦恼的促膝长谈。只是咨询更讲求理论与实践知识，尽可能避免狭隘偏见与错误见解，具有更高的客观性，提供清晰的理路与建议。且诚如前文所言，咨询可以透过自我疗愈、自我对话的方式进行，并非一定要去特定机构。故哲学咨询适合任何人了解与学习，因为人都需要寻求对烦恼的解决之道，以抚慰内心不安。

撰写此书，除个人使命感，另一个重要原因在于身边不少友人希望我能将哲学咨询的奥妙分享给大众，让更多人能够透过哲学咨询法门，开启改变人生的旅程。

本书乃敝人将自身绵薄的哲学咨询理解与经验书写成书，希望提供给对哲学咨询有兴趣，并希望透过哲学咨询开启不同人生的普罗大众。每字每句都是经过研究与实证的肺腑之言，真诚地跟所有人分享我对哲学咨询的理解。

望借此书抛砖引玉，期盼有更多哲学咨询老师、相关领域专家，及比我更富内涵与见解的普罗大众将哲学咨询多加推广，好帮助更多人挥别灰暗，拥抱光明璀璨的人生。

推荐延伸阅读书籍

外文书

Ahbel–Rappe, *Sara: Socrates, A Guide for The Perplexeed*. NY: Continuum International Publishing Group. 2009.

Battersby, Christine.*The Phenomenal Women, Feminist Metaphysics and the Patterns of Identity*. NY: Routledge. 1998.

Cohen, Elliot D.: *The Dutiful Worrier: How to Stop Compulsive Worry Without Feeling Guilty*. Oakland: New Harbinger Publications, 2011.

Cohen, Elliot D.: *What Would Aristotle Do? Self-Control Through the Power of Reason*. NY: Prometheus Books. 2003.

Copleston, Frederick. *A History of Philosophy Vols. 1-11*, London: Continuum International Publishing Group, 2003.

Dewey, John: *Art as experience*. NY：Perigee Books. 2005.

Eisner, E.*What the arts teach and how it shows, The arts and the creation of mind*. New Haven：Yale University Press.2002.

Encyclopedia Britannica Editorial (Editor), *2010 Encyclopaedia Britannica Set*. London:Encyclopaedia Britannica, Inc.,15 edition. 2009.

Jackson, Philip W.*John Dewey and the lessons of art*. New Haven：Yale University Press, c1998.

José A. Amador, Libby Miles, C. B. Peters. *The Practice of Problem-Based Learning: A Guide to Implementing PBL in the College Classroom* .Bolton, MA: Anker Publishing Company, Inc., 2007.

Shea, Shawn Christopher: Psychiatric Interviewing: *the Art of Understanding A Practical Guide for Psychiatrists, Psychologists, Counselors, Social Workers, Nurses, and Other Mental Health Professionals*.2nd Edition. PA: W.B. Saunders Company. 1998.

Van Steenberghen, Fernand.,*Epistemology*. Trans. by Moonan, Lawrence. Louvain University Press, Louvain, 1970.

Shusterman,R.Pragmatism：Dewey. *The Routledge companion to aesthetics*. London：Routledge. 2005.

中文书

Arendt,Hannah 著，苏友贞译：《心智生命》（*The Life of the Mind*）。台北：立绪文化，2007。

Bergson, Henri 著，诺贝尔文学奖全集编译委员会译：《诺贝尔文学奖全集·15》。台北：书华，1980。

Bowkett,Stephen 著，赖丽珍译：《创意思考教学的 100 个点子》（*100 Ideas for Teaching Creativity*）。台北：心理，2007。

Burckhardt,Jacob 著，花亦芬译：《意大利文艺复兴时代的文化》（*Die Kultur der Renaissance in Italien*）。台北：联经，2007。

Canfield,Jack& Wells, Harold C. 著，童宣译：《100 种增强自我概念的方法》（100 Ways To Enhance Self–Concept In The Classroom）。台北：洪叶文化，2003。

Cohen, Elliot D. 著，蔡淑雯译：《这么想就对了：哲学家教你破除 11 种负面想法》（*The New Rational Therapy: thinking your way to serenity, success, and profound happiness*）。台北：心灵工坊，2012。

Eisler, Riane 著，方志华译：《明日的孩子——21 世纪伙伴关系教育蓝图》（*Tomorrow's Children: A Blueprint For Partnership Education In The 21st Century*）台北：洪叶，2006。

Ekman, Paul 著，易之新译：《心理学家的面相术——解读情绪的密码》（*Emotions Revealed-Understanding faces and feelings*）。台北：心灵工坊，2004。

Fromm, Erich 著，孙石译：《自我的追寻》（*Man For Himself*）。台北：新潮文库，1992。

Gadamer, H. G. 著，洪汉鼎译：《真理与方法：哲学诠释学的基本特征》（*Truth and Method*）。上海：上海译文，2004。

Gilson, Etienne 著，沈清松译：《中世纪哲学精神》（*L'esprit de la philosophiemedievale*）。台北：台湾商务，2001。

Hegel, G. W. F. 著，朱孟实译：《美学》（*Asthetik*）。台北：里仁，1981。

Ibsen, Henrik 著，刘森尧译：《野鸭》（*The Wild Duck*）。台北：书林，2002。

Ingarden, Roman 著，陈燕谷译：《对文学的艺术作品的认识》（*The Literary Work of Art*）。台北：商鼎，1991。

Marinoff, Lou 著，吴四明译：《柏拉图灵丹：日常问题的哲学指南》（*Plato not Prozac！Applying Philosophy to Everyday Problems*）。台北：方智，2001。

Palmer, Richard E. 著，严平译：《诠释学》（*Hermeneutics*）。

台北：桂冠，1992。

Plato 著，王晓朝译：《柏拉图全集》（*Plato*）。北京，人民出版社，2002。

Raabe, Peter 著，陈晓郁等译：《哲学谘商：理论与实践》（*Philosophical Counseling: Theory and Practice*）。台北：五南，2010。

Read, Herbert 著，吕廷和译：《透过艺术的教育》（*Education Through Art*）。台北，艺术家，2007。

Ruggiero,Vincent Ryan 著，李政贤译：《思考的艺术：批判与创造思考》（*The Art of Thinking: A Guide to Critical and Creative Thought*）。台北：五南，2010。

Saran, Rene&Neisser, Barbara 著，吴瑞珠译：《心灵探索——在教育中的苏格拉底对话》（*Enquiring Minds: Socratic Dialogue In Education*）。台北：五南，2008。

Schuster, Shlomit C. 著，张绍干译：《哲学诊治：咨询和心理治疗的另类途径》（*Philosophy Practice: an alternative to Counseling and Psychotherapy*）。台北：五南，2007。

Shea, Shawn Christopher 著，陈秀卿、吕嘉宁、梁瑞珊译：《自杀衡鉴实务》（*The Practice Art of Suicide Assesssment*）。台北：五南，2008。

Webb, Dwight 著，许育光译：《心灵谘商——理解谘商真谛与人类经验之新取向》（*The Soul Of Counseling: A New Model For Understanding Human Experience*）。台北：心理，2008。

Xenophon 著，蔡坤鸿译：《苏格拉底》（*Socrates*）。台北：联经，1990。

尤煌杰、张雪珠等著：《哲学入门》。台北：五南，2003。

田培林、贾馥茗著：《教育与文化：田培林先生的教育哲学》。台北：五南，1985。

朱熹：《四书集注》。台北：顶渊文化，2005。

余德慧、石佳仪著：《生死学十四讲》。台北：心灵工坊，2003。

克舍挪方著，邝健行译：《追思录——苏格拉底的言行》。台北：联经，1989。

汪斯坦博根著，李贵良译：《知识与方法之批判》（*Epist:mologie*）。台北：台湾商务，1967。

林玉体：《老师，请你走出洞外》。台北：前卫，1995。

林玉体：《西洋教育思想史》。台北：三民，2006。

林显茂：《个案谘商工作的人际关系》。台北：众成，1981。

金树人：《生涯咨询与辅导》。台北：东华书局，1997。

洪镰德：《黑格尔哲学之当代诠释》。台北：人本自然，2007。

倪美贞：《穿梭 N 度空间的女人》。台北：女书，2004。

徐洪兴主编：《二十世纪哲学经典文本：中国哲学卷》。上海：复旦大学出版社，1999。

涂纪亮主编：《维特根斯坦全集》，第八卷。石家庄：河北教育出版社，2002。

张文军：《后现代教育》。台北：扬智，1998。

陈向明：《社会科学质的研究》。台北：五南，2002。

陈向明：《社会科学质的研究》。台北：五南，2002。

陈鼓应注译：《庄子今注今译》。台北：台湾商务，2011。

傅佩荣：《儒家哲学新论》。台北：联经，2010。

劳思光：《新编中国哲学史（一）》。台北：三民，2010。

劳思光：《新编中国哲学史（二）》。台北：三民，2012。

劳思光：《新编中国哲学史（三上）》。台北：三民，2012。

劳思光：《新编中国哲学史（三下）》。台北：三民，2012。

曾春海主编：《中国哲学概论》。台北：五南，2005。

叶秀山：《苏格拉底及其哲学思想》。北京：人民出版社，1997。

詹栋梁：《教育人类学理论》。台北：五南，1989。

邬昆如：《存在主义真象》。台北：幼狮文化，1987.04.四版。

赵敦华：《西方哲学简史》。台北：五南，2002。

刘昌元：《文学中的哲学思想》。台北：联经，2002。

刘述先：《儒家哲学的典范重构与诠释》。台北：万卷楼，2010。

潘小慧：《儿童哲学的理论与实务》。台北：辅仁大学出版社，2008。

潘小慧：《德行与伦理——多玛斯的德行伦理学》。台南：闻道，2009。

黎建球：《生命教育的哲学基础》，《教育资料集刊（0:26）》，2001。

黎建球：《人生哲学问题丛录》。台北：辅仁大学，2002。

萧高彦、苏文流：《多元主义》。台北：中山人文社会科学研究所，1998。

钱仲联：《韩昌黎诗系年集释》。台北：学海出版社，1975。